SCHAETZ · DIE ELASTISCHE INSULINBEHANDLUNG

DIE ELASTISCHE INSULINBEHANDLUNG

Eine Fibel
für den jugendlichen Diabetiker

von

Dr. med. Albrecht Schaetz
Oberarzt am Städtischen Kinderkrankenhaus München Schwabing
Leiter der Beratungsstelle für jugendliche Diabetiker

Mit 11 Abbildungen

19 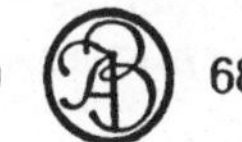 68

Johann Ambrosius Barth München

ISBN-13: 978-3-540-79647-3 e-ISBN-13: 978-3-642-93604-3
DOI: 10.1007/978-3-642-93604-3

Satz und Druck: Druckhaus Oeben, Krailling

Vorwort

Es gibt viele Bücher und Zeitschriften, die dem „Altersdiabetiker" das Wesen und die Behandlung seiner Erkrankung erläutern. Aber es existiert im deutschsprachigen Schrifttum nichts Vergleichbares für eine moderne und dem heutigen Wissen entsprechende Behandlungsweise des *Diabetes im Kindesalter.* Diese Lücke soll das Büchlein schließen.

Es richtet sich bewußt *nicht* an die älteren, übergewichtigen Zuckerkranken, die meist mit einer strengen Diät und blutzuckersenkenden Tabletten zu behandeln sind und oft gar kein Insulin benötigen. Es ist gedacht für diejenigen Diabetiker, die ohne Insulinspritze nicht leben können, also vorwiegend *für diabetische Kinder und Jugendliche,* sowie für Erwachsene, die ihren Diabetes bereits in der Jugend erworben haben. Bei ihnen muß die tägliche Spritze dem Köper jenen Stoff zuführen, den er selbst nicht mehr bilden, ohne den er aber nicht leben kann, nämlich das Insulin.

Leider ist der Insulinbedarf nicht immer gleich, er hängt von den verschiedensten körperlichen und seelischen Vorgängen ab. Man kann also nicht — wie es bedauerlicherweise noch häufig geschieht — für Tage oder Wochen im voraus bestimmen, wie viel Insulin nötig sein wird. Der Diabetiker bzw. seine Eltern müssen sich *jeden Morgen von neuem überlegen,* welche Menge zu spritzen ist, müssen die Insulinzufuhr „elastisch" dem jeweiligen Bedarf möglichst genau anpassen. Nur so ist es dem jungen Diabetiker möglich, ein weitgehend normales Leben zu führen.

Die Kunst der elastischen Insulinanpassung muß erlernt sein. Dazu ist die eingehende Belehrung durch einen Kinderdiabetologen und später die laufende, sorgfältige ärztliche Überwachung erforderlich. Im Alltag wird es aber für den Diabetiker bzw. für seine Eltern eine große Hilfe sein, in diesem Büchlein einen Ratgeber für viele unvorhersehbare Situationen zu finden.

München, im Frühjahr 1968 — Dr. Albrecht Schaetz

Inhalt

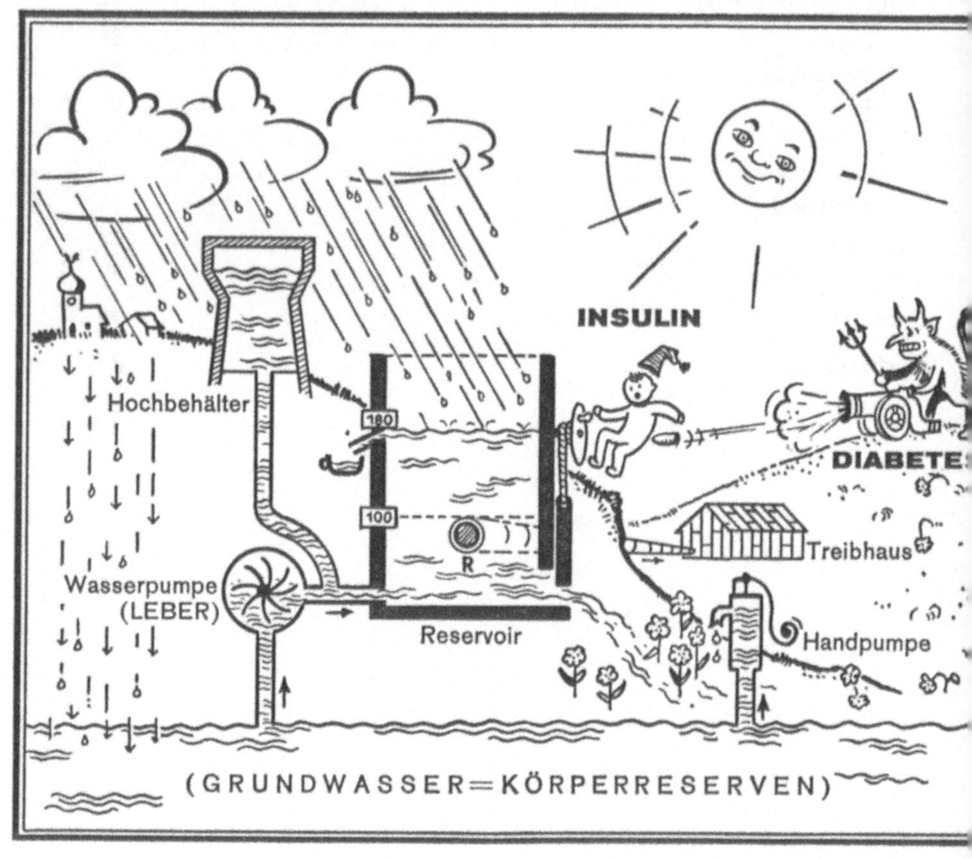

Abb. 1: Darstellung des Zuckerstoffwechsels und der Zuckerkrankheit des Kindes wie sie auf den Seiten 11 bis 16 beschrieben werden.*

* Modifiziert nach: Bulletin d'Information de l'aide aux jeunes diabétiques 8:108 (1963).

Kleine Geschichte der Zuckerkrankheit

Die Zuckerkrankheit ist ein uraltes Leiden. Bereits in der altindischen, der ägyptischen und der frühen europäischen Literatur wird eine Erkrankung beschrieben, die vorwiegend die Reichen und Wohlgenährten befiel und sich durch Durst und große Harnmengen bemerkbar machte. Aber erst im Laufe der letzten 300 Jahre entdeckte man allmählich, daß bei dieser Krankheit Zucker im Urin auftritt und daß der Blutzucker erhöht ist. Außerdem stellte man fest, daß man einen Diabetes (wie die Zuckerkrankheit auch genannt wird) durch Entfernung der Bauchspeicheldrüse hervorrufen kann.

Im vergangenen Jahrhundert erkannten die Ärzte, daß es sich bei der Zuckerkrankheit *nicht* um eine *einzige* Erkrankung handeln kann, denn sie sahen einerseits, daß der Diabetes des Jugendlichen absolut unheilbar war (das Insulin kannte man damals noch nicht) und stets in kurzer Zeit zum Tode führte. Andererseits bemerkten sie, daß in Notzeiten, wenn die Menschen körperlich schwer arbeiten mußten und wenig zu essen hatten, ein großer Teil der älteren, übergewichtigen Diabetiker ganz oder teilweise von seiner Krankheit geheilt wurde. Sie machten sich diese Beobachtung zunutze und besaßen somit bereits damals ein wirksames Mittel zur Bekämpfung dieser anderen Art von Zuckerkrankheit (die gern mit dem etwas ungenauen Ausdruck „Altersdiabetes" bezeichnet wird), nämlich eine streng berechnete Diät und körperliches Training. *Diabetische Kinder* aber konnte man erst nach Entdeckung des Insulins (1921 durch die kanadischen Ärzte Banting und Best) mit Hilfe von täglichen Insulinspritzen vor dem Tode bewahren und ihnen ein weitgehend normales Leben ermöglichen.

Die Erfolge der Insulinbehandlung beim kindlichen Diabetes brachten allerdings auch eine gewisse Verwirrung mit sich: Man vergaß die früher bekannten Unterschiede zwischen den Diabetesarten und glaubte nun jahrzehntelang, jeder Diabetes sei die Folge von Insulinmangel. Umgekehrt: Weil der Diabetes des älteren, übergewichtigen Erwachsenen so ausgezeichnet auf eine strenge Abmagerungskost anspricht, hielt man die Diät für einen entscheidenden Behandlungsfaktor auch beim kindlichen Diabetes. Die Kinder bekamen also neben der Insulinbehandlung eine feste Nahrungsration zu essen, ob sie Appetit hatten oder nicht, ob sie satt wurden oder hungrig vom Tisch aufstehen mußten. Viel schlimmer noch als die Mißachtung des natürlichen Hungergefühls war aber der Trugschluß, man könne unter der Bedingung einer strengen Kost auch die tägliche Insulindosis über Wochen und Monate hinweg gleich lassen.

Vor wenigen Jahren jedoch entwickelte die Wissenschaft eine Methode, mit der man die im Blut vorhandene Insulinmenge bestimmen kann, und man stellte überrascht fest, daß nur beim diabetischen Kind (und bei einer kleinen Zahl meist magerer Erwachsener) das Insulin fehlt, während beim Großteil der älteren, übergewichtigen Diabetiker genug oder sogar zuviel Insulin im Blut kreist und eine andere Ursache der Erkrankung gesucht werden muß.

Freilich kann sich bei einem übergewichtigen älteren Diabetiker infolge der dauernden Blutzuckererhöhung eines Tages die Bauchspeicheldrüse erschöpfen, so daß sie durch kleine Insulinmengen unterstützt werden muß. Umgekehrt ist es auch möglich, daß sich zu einem kindlichen Insulinmangeldiabetes im Laufe des Lebens durch Übergewicht und seßhafte Lebensweise ein „Altersdiabetes" gesellt. Dies alles macht natürlich unser heutiges Bild vom Diabetes und seiner Behandlung mitunter etwas kompliziert. Es ändert aber nichts an der in allerletzter Zeit wiedergewonnenen Erkenntnis, daß zwischen dem „Insulinmangel-Diabetes" des meist jüngeren Menschen und dem „Altersdiabetes" *grundsätzliche Unterschiede* bestehen, die für die Behandlung von großer Bedeutung sind!

Die Zuckerkrankheit beim Kind und Jugendlichen

Der Zuckerstoffwechsel und die Rolle des Insulins

Die etwa 100 Milliarden Zellen, aus denen der menschliche Körper besteht, benötigen alle Zucker, um leben und arbeiten zu können. So wie ein Auto ohne Benzin nicht fahren kann, können die Körperzellen ohne Zucker nicht richtig funktionieren.

Die Zellen eines Erwachsenen benötigen pro Stunde mindestens 15 g Zucker, bei Anstrengungen entsprechend mehr. Kinder brauchen je nach Alter und Größe etwas weniger Zucker.

Um verständlich zu machen, woher der Zucker im Körper stammt und was mit ihm dort geschieht, vor allem aber um zu erklären, worum es bei jener Form von Zuckerkrankheit geht, die wir „Insulinmangeldiabetes" oder „jugendlichen Diabetes" nennen und mit der sich dieses Büchlein ausschließlich beschäftigt, empfiehlt es sich, die Abbildung 1 beim Lesen der folgenden Seiten im Blick zu behalten.

*

Das Bild zeigt den menschlichen Körper als Garten. Die Blumen rechts unten sollen die Körperzellen sein. Wie die Blumen stets Wasser benötigen, brauchen die Körperzellen ununterbrochen Nährstoffe, vor allem einen ganz bestimmten Zucker, *den Traubenzucker* (auch Glukose genannt). Er ist in einem großen Reservoir (in der Bildmitte) gespeichert.

Dieser Wasserspeicher soll das Blut darstellen, das den Zellen die Nährstoffe zuführt und in welchem der Zucker in einer Konzentration von etwa 100 mg% (= 1 g Zucker pro 1 Liter Blut) enthalten ist.

Eine Schleuse regelt die Zuckerzufuhr aus dem Blut zu den Zellen (den Blumen des Gartens). Diese Schleuse wird durch einen „guten Geist" bedient, nämlich durch das Insulin (das die Bauchspeicheldrüse ständig bildet und je nach Bedarf in das Blut abgibt). Das Insulin zieht die Schleuse immer dann etwas höher, wenn der Zuckerbedarf der Zellen ansteigt (wenn „die Sonne scheint" und die Pflanzen mehr Wasser benötigen). Sinkt der Zuckerbedarf der Zellen aber (wenn „der Himmel sich bewölkt" und die Pflanzen weniger Wasser brauchen), wird die Schleuse etwas heruntergelassen.

Da in unserem Reservoir (im Blut) nur eine begrenzte Menge Traubenzucker gespeichert ist – gerade genug, um die Zellen etwa eine Stunde lang ernähren zu können – muß es immer wieder aufgefüllt werden. Dies geschieht auf folgenden drei Wegen:

1. **Während und kurz nach den Mahlzeiten** durch kohlenhydrathaltige Nahrungsmittel wie Brot, Teigwaren und andere Stoffe, aus denen schon im Darm Traubenzucker gebildet und in den Blutkreislauf abgegeben wird (auf unserem Bild dargestellt durch den Teil des Regens, der direkt in das Reservoir fällt).

2. **Zwischen den Mahlzeiten,** vor allem auch während der Nacht, durch die Zuckerproduktion der Leber, die auf unserem Bild als Wasserpumpe links neben dem Reservoir dargestellt ist. Die „Pumpe" reicht hinunter in das „Grundwasser", d. h. in die Energiereserven des Körpers (Fettgewebe usw.), die ihrerseits aus dem Nahrungsüberschuß wieder aufgefüllt werden (Teil des Regens, der auf die Erde fällt und nach unten sickert).

   Wenn es regnet, stellt die Pumpe ihre Arbeit ein. Wenn der Regen aufhört, beginnt sie wieder zu arbeiten. Mit anderen Worten: Solange aus dem Darm genügend Zucker in den Blutkreislauf übertritt, bildet die Leber keinen Zucker; die Zuckerproduktion der Leber wird aber sofort aufgenommen, wenn mit der Nahrung keine oder zuwenig Kohlenhydrate zugeführt werden.

   Es ist unmöglich, an Hand der Kohlenhydratmenge in der Nahrung zu berechnen, wieviel Zucker zu den Zellen gelangt, denn man kennt nie das Ausmaß der Zuckerproduktion der Leber, die notfalls ganz allein tagelang die nötige Zuckermenge bereitstellen kann.

3. **Für Notfälle** besitzt der Körper noch eine dritte Zuckerquelle, nämlich das Leber-Glykogen (dargestellt durch den „Hochbehälter" links oben neben dem großen Wasserreservoir).

   Es handelt sich dabei um eine Art Zuckerkonzentrat, das innerhalb weniger Minuten in Zucker umgewandelt und in den Blutkreislauf abgegeben wird, sobald der Blutzucker zu sehr absinkt. Die Umwandlung des Leberglykogens erfolgt unter der Wirkung des *Glukagon,* eines Stoffes, der vom Körper selbst gebildet, der aber – im Falle eines Unterzuckerschocks (= hypoglykämischer Schock; siehe später) – auch von außen gespritzt werden kann.

Der Diabetes

Rechts am Bildrand befindet sich ein „Dämon", der Diabetes, der mit seiner Kanone nach dem „guten Geist", dem Insulin, schießt (wie bereits erwähnt, handelt es sich beim Diabetes des Kindes immer um einen starken Mangel oder das völlige Fehlen von Insulin).

Der Mangel an Insulin hat zur Folge, daß unsere Schleuse

1. nach unten sinkt, so daß der Eintritt des Traubenzuckers in die Zellen erschwert wird,
2. daß sie „starr" geworden ist und bei Bedarf nicht mehr geöffnet werden kann.

Nun ist es für ein normales Funktionieren der Zellen aber unerläßlich, daß sie ausreichend ernährt werden, d. h. daß sie genügend Glukose erhalten.
Wenn die Ausflußöffnung in einem Wasserbehälter plötzlich enger wird, aber trotzdem die frühere Wassermenge ausfließen soll, gibt es nur ein einziges Mittel: Den Wasserdruck im Reservoir zu erhöhen, damit das Wasser mit Gewalt hinausgepreßt wird.
Genau dies macht die Natur beim Diabetiker, wenn sie sich an den Insulinmangel anpaßt: Sie steigert den „Zuckerdruck", d. h. es kommt zur *Blutzuckererhöhung,* und zwar mit Hilfe einer verstärkten Zukkerproduktion der Leber.
Während beim Gesunden der Blutzuckerspiegel ziemlich gleich bleibt, aber die „Schleuse" mit Hilfe des Insulins die Zuckerzufuhr zu den Zellen regelt, ist beim Diabetiker die Schleuse „starr" geworden und die Zuckerzufuhr zu den Zellen kann nur noch durch Änderungen des Blutzuckerdruckes, also durch *Schwankungen des Blutzuckerspiegels* geregelt werden.

Der kindliche Diabetes ist also eine Art „Zuckerhochdruck", der notwendig ist, damit trotz Insulinmangels genügend Zucker in die Zellen gepreßt wird. Brauchen die Zellen viel Zucker, wird der Blutzucker erhöht, brauchen die Zellen aber weniger Zucker, kann auch der Blutzucker wieder etwas absinken.

*

Leider ist die Blutzuckererhöhung nicht ohne Folgen. Sobald der Blutzucker eine bestimmte Höhe überschreitet (normalerweise liegt diese bei etwa 180 mg%), tritt Zucker in den Urin über. Auf unserem Bild ist dies dargestellt durch den Überlauf bei Marke 180 und durch den gefüllten Nachttopf darunter.

Bei einer Blutzuckererhöhung über etwa 180 mg% finden wir also:

1. Zucker im Urin.
2. Große Urinmengen, da der Zucker nur in Wasser gelöst in den Nieren ausgeschieden wird.
3. Starken Durst, da der Körper den Wasserverlust ersetzen muß, um nicht auszutrocknen.
4. Eine rasch fortschreitende Abmagerung, da ein Teil der Nahrung wieder als Zucker ausgeschieden wird und verloren geht.

Die dauernde Erhöhung des Blutzuckers bedeutet natürlich eine große Anstrengung, die den Körper vorzeitig abnützt und zu Schäden führt, die als sogenannte *Spätkomplikationen* besonders den nicht richtig behandelten Diabetiker früher oder später befallen.

Ziel einer sinnvollen Behandlung muß es somit sein, dem Körper möglichst schnell – d. h. *sofort,* wenn die Diagnose „Diabetes" gesichert ist – diese erschöpfende und schädliche Überlastung so gut wie möglich abzunehmen. Hierfür gibt es aber nur ein einziges Mittel: Das fehlende Insulin zu spritzen und damit unsere „Schleuse" weiter zu öffnen.

Andere Behandlungsversuche (vor allem auf Grund „wohlgemeinter" Ratschläge von Nachbarn, Verwandten und Bekannten, die „auch einen Diabetes haben" und bei denen irgend ein Tee, bestimmte Tabletten oder eine besondere Kostform „ausgezeichnet gewirkt haben") bedeuten nur Zeitverlust und damit eine fortschreitende Schädigung des diabetischen Körpers.

Leider müssen wir uns darüber im klaren sein, daß die Insulinspritze niemals die sehr feine und Sekunde für Sekunde erfolgende Zuckerregulation des gesunden Organismus völlig nachahmen kann. Es wird aller verfügbaren Aufmerksamkeit und Geduld des Patienten bzw. seiner Eltern sowie einer engen Zusammenarbeit mit dem Arzt bedürfen, damit der Blutzucker mit Hilfe der Insulinbehandlung wenigstens so weitgehend wie möglich der Norm angeglichen wird.

Sobald eine ordnungsgemäße Insulinbehandlung eingeleitet ist, verschwinden die oben genannten Krankheitszeichen (Durst, große Harnmengen usw.), treten aber sofort wieder auf, wenn nicht genug Insulin gespritzt wird.

Hypoglykämien

Unser Wasserspeicher hat als Abfluß nicht nur die Schleuse (die vor allem zu den Muskel- und Fettzellen führt), sondern ist durch ein Rohr auch noch mit einem „Treibhaus" verbunden (rechts im Hintergrund). Die Pflanzen in diesem Treibhaus wachsen unter völlig gleichmäßigen Bedingungen (Wärme, Feuchtigkeit) und haben stets den gleichen Wasserbedarf. Deshalb ist vor dem Rohr keine Schleuse angebracht. Um das Treibhaus ausreichend mit Wasser zu versorgen, genügt es, wenn die Ausflußöffnung des Rohres (auf dem Bild mit R bezeichnet) vom Wasserspiegel bedeckt ist. Sinkt der Wasserspiegel aber unter die Ausflußöffnung, kann kein Wasser mehr ins Treibhaus fließen, die Pflanzen müssen verdursten.
Diese Pflanzen sollen die Gehirn- und Nervenzellen darstellen, die stets – ob man geistig arbeitet, nichts tut oder schläft – den gleichen Zuckerbedarf haben. Sie sind vom Insulin völlig unabhängig, für sie ist vielmehr entscheidend, daß der Blutzuckerspiegel nicht unter eine gewisse Grenze (etwa 60 mg⁰/₀) absinkt. Spritzt nun ein Diabetiker *zuviel* Insulin, wird die „Schleuse" *zu weit* geöffnet und der Zucker strömt schneller zu den Muskelzellen ab, als das „Reservoir" wieder aufgefüllt werden kann. Dadurch sinkt der Blutzuckerspiegel unter die kritische Grenze (auf Abb. 1 das Rohr zum Treibhaus), die Gehirnzellen werden nicht mehr genügend ernährt und es kommt zur *Hypoglykämie.*
Leichte Hypoglykämien sind im allgemeinen harmlos, während schwerere Hypoglykämien, vor allem der *hypoglykämische Schock* (näheres siehe S. 34), der mit Bewußtlosigkeit einhergeht, zur Schädigung des Gehirns und sogar zum Tod führen kann.

Das Azeton

Wenn die Körperzellen aus irgend einem Grunde nicht genügend Glukose erhalten, bedient sich der Organismus der „Handpumpe", die rechts zwischen den Blumen zu sehen ist. Die Handpumpe liefert das *Azeton,* das dann einen Teil des Nahrungsbedarfes decken kann.

Das Azeton stellt eine Art „Zuckerersatz“ dar und kann vorübergehend von den Körperzellen (allerdings mit Ausnahme der Gehirn- und Nervenzellen, die ausschließlich auf den Traubenzucker angewiesen sind!) als Nahrungsstoff verarbeitet werden. In größerer Menge ist das Azeton aber ein starkes Gift und sein Auftreten ist stets ein Zeichen, daß der Körper bereits seine letzten Reserven einsetzt und der Stoffwechselzusammenbruch kurz bevorsteht.

Es ist deshalb unerläßlich, daß man das Auftreten von Azeton so rasch wie möglich erkennt (Azeton wird im Urin ausgeschieden und ist dort leicht nachweisbar) **und sofort geeignete Gegenmaßnahmen einleitet.**

Unter *zwei* Bedingungen kommt es zur Bildung von Azeton:

1. Wenn man zu wenig Insulin gespritzt hat und infolgedessen die Schleuse nicht weit genug geöffnet ist. Trotz erheblicher Anstrengungen der Leber, die zu einer *starken Blutzuckererhöhung* und damit zu einer erheblichen Zuckerausscheidung im Harn, großen Urinmengen und starkem Durst führen, gelangt nicht genug Zucker durch die „Schleuse“ zu den Zellen und die „Handpumpe“ beginnt Azeton zu liefern. Hier muß man natürlich vor allem die Schleuse weiter öffnen, d. h. man muß *zusätzlich Insulin spritzen.*

2. Wenn das Reservoir schlecht gefüllt ist (sei es durch ungenügende Nahrungszufuhr, sei es infolge einer unzureichenden Zuckerbildung in der Leber bei weit geöffneter Schleuse, d. h. starker Insulinwirkung). In diesem Falle ist *der Blutzucker niedrig,* die Harnmenge gering, es besteht kein Durst und der Harn ist meist *zuckerfrei.* Die Behandlung besteht hier ganz einfach in der *reichlichen Zufuhr von Kohlenhydraten* (Brot, Teigwaren, Obst usw.) und in einer *Verminderung der Insulinmenge.*

Die Insulinbehandlung

Das tägliche Leben eines mit Insulin behandelten jungen Diabetikers unterscheidet sich praktisch nicht von dem eines gleichaltrigen Nichtdiabetikers, allerdings mit dem Zusatz, daß körperliche Betätigung (Sport usw.) und eine gesunde Ernährung für ihn noch wichtiger sind als für andere Menschen. Selbstverständlich auch unter der Bedingung, daß die – auf die Dauer nur wenig Zeit erfordernden – Behandlungs- und Kontrollmaßnahmen gewissenhaft durchgeführt werden.

Die Urinuntersuchung

Wir haben gesehen, daß bei ungenügender Insulinzufuhr der Blutzucker ansteigt und in den Urin übertritt, das Kind durch Durst und große Urinmengen geplagt wird, daß schließlich das Auftreten von Azeton ein letztes Warnsignal vor dem Stoffwechselzusammenbruch ist. Andererseits kann aber durch zu viel Insulin der Blutzucker in eine gefährliche Tiefe absinken und vielleicht sogar ein hypoglykämischer Schock mit seinen schädlichen Auswirkungen auf die Gehirnzellen auftreten. Ist es möglich, diesen beiden Gefahren zu entgehen?
Wir müssen nochmals das Bild des Gartens betrachten, und zwar vor allem den Überlauf bei Marke 180. Wenn der Blutzucker diese Höhe erreicht oder überschreitet, tritt Zucker aus dem Blut in den Urin über und kann dort festgestellt werden (der gefüllte Nachttopf). Dies ist für uns eine wertvolle Hilfe:

1. Finden wir im Urin *viel Zucker* – zusammen mit großen Harnmengen und starkem Durst –, so besagt das, daß in den Stunden seit der letzten Harnentleerung der Blutzucker um *einiges über 180 mg%* gelegen haben muß, daß zu dieser Zeit also zu wenig Insulin im Blut vorhanden war (siehe Abb. 2). *Man braucht mehr Insulin.*
   Enthält der Urin auch noch Azeton, so ist dies das Zeichen eines *schweren* Insulinmangels.
2. Finden wir im Urin überhaupt *keinen Zucker*, so zeigt dies, daß seit der letzten Harnentleerung der Blutzucker immer *unter 180 mg%* gelegen hat. Dies wäre zwar eigentlich wünschenswert, weil ja auch beim Gesunden der Blutzucker stets unter 180 mg% liegt und kein Zucker im Urin ausgeschieden wird. Da aber beim

diabetischen Kind der Blutzucker häufig schwankt und die Gefahr von Hypoglykämien zu groß wird, wenn sogar die *höchsten* Blutzuckerspitzen unter 180 mg% liegen (siehe Abb. 3), werden wir in diesem Falle *weniger Insulin* spritzen, damit der Blutzucker etwas ansteigt. Dies gilt vor allem auch dann, wenn gleichzeitig Azeton im Urin auftritt.

3. Finden wir in allen Urinportionen eine *kleine* Zuckermenge, so besagt dies, daß die höchsten Blutzuckerspitzen (z. B. nach den Mahlzeiten) *etwas* über 180 mg% gelegen haben müssen und die niedrigsten Blutzuckerwerte damit der Gefahrenzone für Hypoglykämien wahrscheinlich nicht zu nahe kamen (siehe Abb. 4). In diesem Falle werden wir die *Insulindosis beibehalten.*

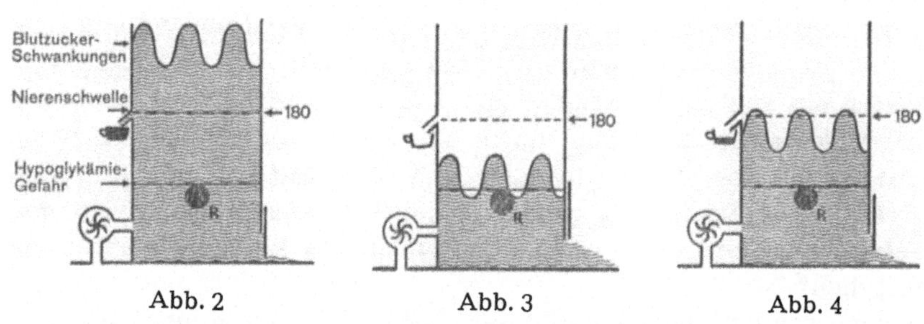

Abb. 2 Abb. 3 Abb. 4

Die Urinuntersuchungen sind also ein „Wegweiser" für die tägliche Festsetzung der Insulindosis und zugleich eine Kontrolle für die Güte der Insulinanpassung (Insulin*art* und Insulin*menge*). Das Ergebnis der Urinuntersuchungen muß deshalb in einem eigenen Behandlungsheft eingetragen und dieses dem Arzt jedesmal in der Sprechstunde vorgelegt werden.
Für die Untersuchung auf Zucker und Azeton soll der Urin frisch sein. Man untersucht ihn normalerweise morgens nüchtern *vor* der Insulininjektion, sodann *vor* dem Mittagessen und *vor* dem Abendessen.

a) Untersuchung auf Zucker

Es ist nicht unbedingt erforderlich (und für den Alltag normalerweise auch gar nicht möglich), die Zuckerkonzentration im Urin *ganz exakt* zu bestimmen, es genügt vielmehr zu wissen, ob in der betreffenden Urinprobe viel, wenig oder gar kein Zucker enthalten ist. (Wer ein Polarisationsgerät besitzt, kann natürlich genauere Untersuchungen machen.)

Eine sehr einfache Testmethode stellt das *Glukotest* dar, ein gelber Papierstreifen mit Spezialimprägnierung, der in den Urin getaucht wird und dessen Farbe mit zunehmender Zuckerkonzentration von gelb (= 0 %) in grün (= 2 % und darüber) übergeht. Ein Nachteil dieser sehr einfachen Methode ist die nach unserer Erfahrung ziemlich große Unzuverlässigkeit. Dennoch kann sie unter bestimmten Umständen (auf Reisen, bei Säuglingen usw.) ein nützliches Hilfsmittel sein, wenn eine genauere aber etwas umständlichere Methode nicht durchführbar ist.

Es handelt sich bei dieser genaueren Methode um das *Clinitest,* weiße, graugesprenkelte Tabletten. Die Besteckpackung enthält ein kleines Reagenzglas (keine anderen Reagenzgläser verwenden, denn das kann zu Fehlergebnissen führen!), einen Tropfenzähler (auch hier nur den Original-Tropfenzähler verwenden, damit die richtige Tropfengröße garantiert ist) und ein Glas mit 36 Untersuchungstabletten. Wer bereits die Besteckpackung besitzt, braucht nur noch Auffüllpackungen mit 36 bzw. 100 Tabletten zu besorgen.

Untersuchungsgang:

1. Zuerst wird kontrolliert, ob der Tropfenzähler trocken ist. Andernfalls muß er zunächst mit dem zu untersuchenden Urin durchgespült werden!

2. Urin in den Tropfenzähler aufziehen und fünf Tropfen mit *senkrecht* gehaltenem Tropfenzähler in das trockene Reagenzglas geben.

3. Rest des Urins wegspritzen, Tropfenzähler mit sauberem Wasser durchspülen.

4. Jetzt Wasser in den Tropfenzähler aufziehen und davon zehn Tropfen mit *senkrecht* gehaltenem Tropfenzähler ins Reagenzglas geben.

5. Reagenzglas in den Plastikbehälter zurückstellen.

6. Eine Tablette Clinitest (mit trockenen Fingern, mittels einer Pinzette oder des Fläschchendeckels) ins Reagenzglas fallen lassen.

7. Eintretende Reaktion (die Mischung kocht von selbst auf) *gut beobachten.* **Genau 15 Sekunden** nach Beendigung des Kochvorgangs das Reagenzglas leicht schütteln und Farbe mit der Farbskala auf dem Packungsprospekt vergleichen.

8. Ergebnis im Behandlungsheft vermerken:

   Zucker (Z) = 0 % = ϕ
   ¼ % = (+)
   ½ % = +
   ¾ % = ++
   1 % = +++
   2 % und mehr = ++++

9. Wenn bereits *während* des Kochvorgangs *auch nur für einen Augenblick* die orangegelbe Farbe (++++) erscheint, liegt die Zuckerkonzentration *über* 2 %, selbst wenn anschließend die Farbe sich wieder ändert, in ein schmutziges Grünbraun übergeht und nach +++ oder ++ aussieht! In diesem Falle vermerken wir in unserem Heft nicht ++++, sondern ××××.

10. Nach der Untersuchung Reagenzglas mit Wasser durchspülen bis es ganz sauber ist und *umgekehrt* in den Plastikbehälter stellen, damit es bis zur nächsten Untersuchung trocken wird.

Achtung:

- Das Reagenzglas muß vor Gebrauch völlig trocken sein
- Der Urin bzw. das Wasser müssen mitten in das Reagenzglas getropft werden und dürfen nicht innen an der Glaswand hängen bleiben
- Nicht aus Sparsamkeit nur ½ Tablette verwenden, denn dann kommt es zu einem ganz falschen Ergebnis
- Clinitesttabletten ziehen rasch Wasser aus der Luftfeuchtigkeit und werden dadurch unwirksam (kenntlich am Übergang der weißen, blaugesprenkelten in blaue Farbe). Deshalb Flasche nach Entnahme der Tablette sofort fest verschließen. Kühl und dunkel (aber nicht im Kühlschrank) aufbewahren
- Clinitesttabletten enthalten ätzende Substanzen. Nicht mit feuchten Händen oder mit Kleidungsstücken in Berührung bringen, gegebenenfalls diese mit fließendem Wasser sofort abwaschen
- Vor Kindern gut verwahren! Bei versehentlichem Verzehr von Clinitesttabletten sofort viel Wasser trinken lassen, **nicht** zum Brechen reizen, Arzt zuziehen.

b) Untersuchung auf Azeton

Auch sie ist dank der neuen Schnellreagenzien *(Acetest)* denkbar einfach:

1. Eine Tablette Acetest auf eine saubere, trockene, weiße Unterlage (weißes Papier) legen.
2. Einen Tropfen frischen Urin darauf fallen lassen (am einfachsten zusammen mit den Vorbereitungen für die Zuckeruntersuchung).
3. Nach *30 Sekunden* auftretende Farbe mit der Farbskala auf dem Packungsprospekt vergleichen (eine spätere Verfärbung kann nicht verwertet werden!).
4. Ergebnis im Behandlungsheft eintragen:

Azeton (A) =	Negativ	=	Ø
	Spur	=	(+)
	mittel	=	+
	stark	=	++

Achtung:

- Eine gelblich-graue Verfärbung bei der Reaktion kommt vom Urin und rührt nicht vom Azeton her
- Auch ein leichtes Rosa ohne violette Beifärbung kann nicht verwertet werden
- Farbänderungen der trockenen, unbenützten Tabletten zeigen den Verlust der Wirksamkeit an. Flasche nach Gebrauch sofort fest verschließen, trocken, kühl (nicht im Kühlschrank) und für Kinder unerreichbar aufbewahren
- **Bei versehentlichem** Verzehr sofort Erbrechen auslösen und umgehend vom Arzt oder in einer Klinik eine Magenspülung vornehmen lassen.

c) Sammeln des 24-Stunden-Harns

In gewissen Abständen, die vom Arzt festgelegt werden (*mindestens* alle drei Monate) empfiehlt sich die *genaue* Messung der in 24 Stunden ausgeschiedenen Harn- und Zuckermenge. *Beide* Werte sind nämlich wichtige Mosaiksteinchen für das Bild, das wir uns vom Stoffwechsel machen müssen.

Um einen möglichst genauen Einblick in den Blutzuckerverlauf des betreffenden Tages zu bekommen, lassen wir den Urin in drei Portionen sammeln, und zwar den Harn vom Vormittag, vom Nachmittag und von der Nacht. Aus den drei Urinportionen kann dann in einem Laboratorium die ausgeschiedene Zuckermenge ermittelt werden.

Das Urinsammeln geschieht folgendermaßen:

1. Es beginnt **nach** der morgendlichen Insulininjektion und dauert bis **vor** der Insulininjektion am nächsten Morgen.
2. In der ersten Portion sammelt man den Urin vom Morgen bis zum Mittagessen, in der zweiten Portion den Urin vom Mittag- bis zum Abendessen, in der dritten Portion den Urin vom Abend bis zum Morgen.
3. Von *jeder* der drei Portionen wird in einem Meßzylinder die Menge gemessen, sodann wird von *jeder* Portion eine Probe (*mindestens* 50 ccm) in ein sauberes, sicher zuckerfreies Fläschchen gefüllt.
4. Auf jedem Fläschchen steht der Sammelzeitraum *und* die Urinmenge, die in diesem Sammelzeitraum ausgeschieden wurde.
5. *Zusätzlich* werden die Urinuntersuchungen mit Clinitest und Acetest *vor den drei Hauptmahlzeiten* wie üblich durchgeführt.

Beispiel:

- Morgens 7 Uhr: Untersuchung des Urins auf Zucker und Azeton, sodann wird der Urin weggegossen (da er ja zum Vortag gehört!) und Insulin gespritzt
- Nun werden in einem Meßzylinder alle Urinausscheidungen bis zum Mittagessen gesammelt. Die letzte Urinausscheidung unmittelbar vor dem Mittagessen wird – wie auch sonst – auf Zucker und Azeton untersucht und dann ebenfalls in den Meßzylinder gegossen
- Die Urinmenge im Meßzylinder wird jetzt gemessen und eine kleine Menge (mindestens 50 ccm) in ein sauberes Fläschchen gefüllt. Auf das Fläschchen schreibt man den Sammelzeitraum (z. B. 7—13 Uhr) und die gemessene Urinmenge (z. B. 340 ccm)
- Anschließend wird der Meßzylinder geleert und gespült
- Nun sammelt man alle Urinausscheidungen bis zum Abendessen und verfährt damit wie vor dem Mittagessen
- Zuletzt sammelt man den Urin bis zum Morgen und macht wiederum das gleiche
- Zum Schluß hat man drei Gläschen, auf denen beispielsweise steht:

7—13 Uhr	13—19 Uhr	19—7 Uhr
340 ccm	270 ccm	460 ccm

Die drei Fläschchen werden dann zum Arzt oder in ein von ihm genanntes Laboratorium gebracht, wo die Zuckerkonzentration bestimmt und aus Zuckerkonzentration und Harnmenge die Zuckerausscheidung in dem betreffenden Zeitraum errechnet wird.

Aber auch ohne genaue Berechnung der Zuckerausscheidung ist die Messung der drei Urinportionen oftmals zweckmäßig, da kleine Urinmengen gegen eine zu starke oder eine länger anhaltende Blutzuckererhöhung sprechen (selbst wenn im Urin „Zucker ++++" gefunden wird), während große Urinmengen ein ziemlich sicheres Zeichen für eine ungenügende Insulinzufuhr sind, wenn sie mit „Zucker ++++" zusammen auftreten.

Das Insulin

Insulin wird in bestimmten Zellen der Bauchspeicheldrüse gebildet und bei Bedarf in das Blut abgegeben. Die Insulinproduktion der *gesunden* Bauchspeicheldrüse wird *in jedem Augenblick* genau dem Bedarf angepaßt und sorgt dafür, daß die Zellen in jedem Augenblick genau die nötige Zuckermenge erhalten, ohne daß sich die Blutzuckerhöhe dabei wesentlich ändern müßte.

Beim Insulinmangeldiabetes (um den es sich beim jugendlichen Diabetiker immer handelt) wird ungenügend oder gar kein Insulin von der Bauchspeicheldrüse gebildet, es kommt zur Blutzuckererhöhung mit all ihren Folgen und wir müssen eine Insulinbehandlung einleiten!

In den ersten Jahren der Insulintherapie (etwa bis 1934) gab es nur das sogenannte *Altinsulin,* d. h. ein aus tierischen Bauchspeicheldrüsen gewonnenes, zusatzfreies Insulin, das eine Wirkungsdauer von etwa sechs bis acht Stunden hat, so daß die Diabetiker damals drei- bis viermal täglich eine Insulinspritze benötigten.

In der Zwischenzeit ist es gelungen, das Insulin mit Verzögerungsstoffen zu mischen, die seine Wirkung verlängern. Wir besitzen heute eine ganze Reihe von sogenannten *Depotinsulinen.* Je nach Verzögerungszusatz haben sie eine Wirkungsdauer zwischen 8 und 36 Stunden und können z. T. mit Altinsulinen oder anderen Depotinsulinen gemischt werden, so daß ihr Wirkungsablauf beschleunigt bzw. verzögert werden kann (siehe Abb. 5). Dies ist deshalb sehr wichtig, weil der Insulinbedarf von Mensch zu Mensch verschieden ist: Liegt bei einem Diabetiker der Insulinbedarf am *Vormittag* besonders hoch, benötigen wir ein Insulin mit Wirkungsschwerpunkt am Vormittag. Hat aber jemand tags wie nachts einen ziemlich gleichmäßigen Insulinbedarf, werden wir eines der Insuline auswählen, die auch während der Nacht noch eine deutliche Wirkung zeigen. Ist schließlich aus irgend einem Grunde (akute Erkrankung,

NAME	TIER	ph	MISCHBAR MIT	Tag / Nacht / Tag: 9 11 13 15 17 19 21 23 1 3 5 7 9 11 13 15 17
AKTRAPID (Novo)	Schwein	7	Rapitard	
ALTINSULIN (versch. Firmen)	Rind	~3 bzw. 7	I P. Z. Depot Hoechst Depot Horm	
KOMB-INSULIN (Hoechst)	Rind	3	Altinsulin	
DI-INSULIN (Novo)	Rind	3		
DEPOT-INSULIN HOECHST KLAR	Rind	3	Altinsulin	
SEMILENTE (Novo)	Schwein	7	Lente Ultralente	
DEPOT-INSULIN HORM	Rind	3	Altinsulin	
HG-INSULIN (Hoechst)	Rind	3	Altinsulin	
RAPITARD (Novo)	Rind + Schwein	7	Aktrapid	
LONG-INSULIN (Hoechst)	Rind	7		
LENTE (Novo)	Rind + Schwein	7	Semilente Ultralente	
ZINK-PROT-AMIN-I	Rind	7·2	Altinsulin	
ULTRALENTE (Novo)	Rind	7	Semilente Lente	

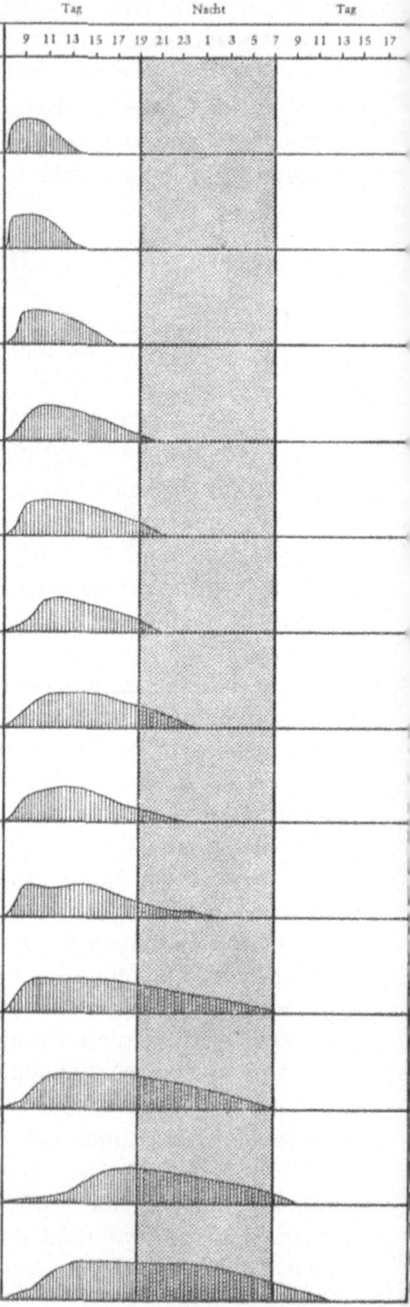

Abb. 5: Die wichtigsten Handelsinsuline und ihre wesentlichsten Eigenschaften

Operation) im Verlaufe eines Tages eine zusätzliche Insulingabe notwendig, können wir ein rasch, aber nicht zu lange wirkendes Altinsulin verwenden.
Selbstverständlich darf nicht der Patient selbst, sondern nur ein diabeteserfahrener Arzt das jeweils zweckmäßigste Insulin auswählen und bei Bedarf auf ein anderes Insulin bzw. auf eine andere Insulinmischung übergehen.

*

Die Insulinbehandlung ist mit einigen Unannehmlichkeiten verbunden, die wir in Kauf nehmen müssen:

a) Vorläufig haben wir für die Behandlung noch kein künstlich hergestelltes „menschliches" Insulin, wir müssen also tierisches Insulin verwenden. Das kann u. U. zu Unverträglichkeiten führen, die aber im allgemeinen durch Wechsel der Insulinart behebbar sind.

b) Da das Insulin im Magen-Darmkanal verdaut und somit zerstört würde, kann man es nicht als Tabletten oder Tropfen verabreichen, sondern muß es einspritzen. Man darf sich aber durch diese geringe Belastung nicht dazu verleiten lassen, eine Behandlung mit den sogenannten „blutzuckersenkenden Tabletten" zu versuchen. Für den im Kindesalter auftretenden Diabetes gibt es bis heute nur eine einzige Behandlung, **das Insulin!**

c) Während die gesunde Bauchspeicheldrüse das Insulin stets nur bei Bedarf in den Blutkreislauf abgibt, wird das gespritzte Insulin – je nach Insulinart schneller oder langsamer – fortlaufend in das Blut aufgenommen, *ob gerade Bedarf besteht oder nicht.* Um in der Sprache unseres Bildes zu bleiben: Die Schleuse wird nicht Sekunde für Sekunde von unserem „guten Geist" bedient, sondern wird durch die Insulinspritze morgens nach oben gezogen, bleibt je nach Insulinart eine bestimmte Zeit geöffnet und sinkt dann langsam wieder nach unten, bis sie durch die nächste Insulinspritze wieder geöffnet wird. Der Arzt muß also *das* Insulin oder *die* Insulinmischung herauszufinden, die am ehesten dafür sorgt, daß zur rechten Zeit die richtige Insulinmenge ins Blut und damit zu den Zellen gelangt. Er ist dabei auf die Mitarbeit des Diabetikers bzw. dessen Familie angewiesen und wir werden in den folgenden Abschnitten deren Aufgabe besprechen.

Die tägliche Anpassung der Insulindosis

Bei der täglichen Anpassung der Insulindosis muß folgendes beachtet werden:

1. Das im Behandlungsheft gewissenhaft eingetragene Ergebnis der Urinuntersuchungen auf Zucker und Azeton während der letzten Tage, vor allem
   - der Befund *vor* dem Mittagessen und *vor* dem Abendessen des Vortages,
   - der Befund morgens *vor* der Insulinspritze des betreffenden Tages selbst.
2. Besonderheiten der letzten 24 Stunden wie
   - starker Durst, große Harnmengen, nächtliches Wasserlassen, Müdigkeit und andere Zeichen, die auf einen zu *hohen* Blutzucker hinweisen,
   - plötzlicher Heißhunger, Blässe, Schweißausbruch, Kopfschmerzen und andere Merkmale einer zu starken Blutzucker*erniedrigung*.

Auch diese Besonderheiten müssen im Behandlungsheft unter genauer Angabe der Zeit und der näheren Umstände vermerkt sein (z. B.: Um 16 Uhr Heißhunger und Schwitzen; oder: Nachts dreimal Urin gelassen; oder: Nachmittags starker Durst usw.), um den Eltern und dem Arzt ein möglichst genaues Bild von der Stoffwechsellage zu geben.

Bei vielen Kindern erhält man das beste Behandlungsergebnis durch die Mischung eines kurz- oder mittellang wirkenden Insulins mit einem langwirkenden Insulin, wobei dann beide Insuline morgens gemeinsam mit einer einzigen Injektion verabreicht werden. Da nicht jedes Insulin mit jedem anderen Insulin mischbar ist, darf nur ein diabeteserfahrener Arzt Insulinmischungen verordnen!

Um an einem Beispiel zu zeigen, wie man unter Berücksichtigung dieser Gesichtspunkte die Insulindosis festsetzt, wird die Behandlung mit einer Mischung aus *Semilente* (einem mittellang wirkenden Insulin) und *Novolente* (einem langwirkenden Insulin) gebracht. Das Insulin *Semilente* (siehe Abb. 5) beginnt ziemlich bald nach der Injektion zu wirken, seine Wirkung läßt aber bereits im Laufe des Nachmittags wieder nach. Also zeigen uns die Urinuntersuchungen vom Mittag und Abend, ob die Semilente-Dosis zu hoch, ob sie richtig oder zu niedrig war.

Das Insulin *Novolente* hat einen späteren Wirkungsbeginn, dafür

hält die Wirkung bis zum nächsten Morgen an. Man kann also vor allem an der Urinuntersuchung des nächsten Morgens erkennen, ob die Novolente-Dosis ausreichend war.
Wollen wir wissen, ob am Vortag die richtige Insulindosis gespritzt worden war, geben uns somit die Urinuntersuchungen und das Allgemeinbefinden während des *Tages* Auskunft über das *kürzerwirkende* Insulin (in unserem Fall Semilente), das Befinden während der Nacht und die Urinuntersuchung am *nächsten Morgen* hingegen erlauben eine Beurteilung des *längerwirkenden* Insulins (in unserem Falle Novolente).

Entsprechendes gilt für die Mischung
Aktrapid (kürzerwirkendes Insulin) und Novolente (längerw. Insulin),
Altinsulin (kürzerwirkendes Insulin) und Zink-Protamin-Insulin (längerwirkendes Insulin),
Aktrapid (kürzerwirkendes Insulin) und Rapitard (längerwirkendes Insulin) usw.
Eine *starke Zuckerausscheidung* macht eine *Erhöhung* der Insulindosis notwendig, und zwar *des Insulins, das zur betreffenden Zeit seine Hauptwirkung hat:*
- bei einer dauernden und starken Urinzuckerausscheidung vormittags und nachmittags muß das kürzerwirkende Insulin erhöht werden,
- bei einer stärkeren Zuckerausscheidung während der Nacht und morgens muß das längerwirkende Insulin erhöht werden.

Diese Erhöhung soll aber – soweit nicht Azeton gefunden wird (siehe S. 31 – jeweils nur gering sein und ohne Überstürzung erfolgen. Das heißt, man wartet zunächst ab, ob an *zwei* aufeinanderfolgenden Tagen jeweils zur gleichen Tageszeit eine starke Zuckerausscheidung auftritt und erhöht erst dann das entsprechende Insulin. Diese Vorsichtsmaßnahme ist nötig, um Hypoglykämien zu vermeiden, die sonst leicht auftreten können.
Umgekehrt liegt der Fall, wenn zu einer bestimmten Tageszeit der Urin völlig *zuckerfrei* ist. Dann muß dasjenige Insulin *vermindert* werden, das zu dieser Zeit seinen Wirkungsschwerpunkt hat. Ist also mittags und abends der Urin zuckerfrei, wird das kürzerwirkende Insulin (in unserem Falle das Semilente) erniedrigt, ist dagegen die Urinmenge während der Nacht gering und morgens der Urin zuckerfrei, muß man das längerwirkende Insulin (in unserem Falle das Novolente) senken.

Das *Senken der Insulindosis erfolgt* – im Gegensatz zur Steigerung – *sofort,* d. h. am nächsten Tag.

So wichtig die regelmäßige Urinuntersuchung auf Zucker und Azeton auch ist, niemals darf man sich auf sie allein verlassen, sondern muß auch alle anderen Zeichen der Stoffwechsellage berücksichtigen. Dies gilt vor allem dann, wenn das Kind trotz starker Zuckerausscheidung im Urin plötzlich über *Heißhunger* klagt oder gar eine *schwere Hypoglykämie* bekommt. Hier wird man *ohne Rücksicht auf den Urinbefund* selbstverständlich die Insulindosis *senken.*
Findet sich aber *ungewöhnlich starker Durst* oder eine außerordentlich *reichliche Harnausscheidung,* ist das ein so deutliches Zeichen des gesteigerten Insulinbedarfes, daß man – soweit im Urin gleichzeitig viel Zucker ausgeschieden wird – sofort ein paar Einheiten Altinsulin (z. B. 10 % der Insulin-Tagesdosis) nachspritzt und die Insulindosis bereits am nächsten Tag erhöhen darf.
Auch hier muß die Dosisänderung immer das Insulin betreffen, das zum Zeitpunkt der jeweiligen Besonderheiten seine Hauptwirkung hat.

•

Bei exakter Durchführung der Kontrolluntersuchungen und der Insulinanpassung wird man erkennen, daß der Insulinbedarf mehr oder weniger schwankt: Manchmal muß die Insulindosis häufig geändert werden, dann wieder kann sie wochenlang gleich bleiben.
Das rührt daher, daß der Insulinbedarf von vielen Faktoren beeinflußt wird und z. B. bei Erkrankungen oder Verletzungen, bei seelischen Belastungen und Schulprüfungen usw. *ansteigen,* bei ausgeglichener Stimmungslage und vor allem bei reichlicher Körperbewegung hingegen (Sport, Ferien in den Bergen oder am Wasser) auch ganz erheblich sinken kann. Wenn man also weiß, wie ein Kind auf derartige Ereignisse reagiert, wird man bereits von vornherein die Insulindosis danach richten und z. B. am Tag einer Bergtour das Tag-Insulin um zwei Einheiten *senken,* auch wenn am Vortag der Urinbefund und das Allgemeinbefinden tadellos waren.
Wir haben immer mit der Schwierigkeit zu kämpfen, daß wir uns bei der Dosierung des Insulins weitgehend auf die Befunde des *vorhergehenden* Tages stützen müssen, daß der Insulinbedarf des *kommenden* Tages aber nicht unbedingt der gleiche sein muß. Unter diesen Umständen wäre es natürlich ein großer Fehler, die Insulindosis für *mehrere Tage* oder gar für *mehrere Wochen im voraus* festzulegen.

Schema der Insulinanpassung an Hand der drei täglichen Urinuntersuchungen

	Zuckerausscheidung		Insulindosis	
Nichts ändern bei:	(+) oder + oder ++ oder +++		bleibt gleich	
Dosis erhöhen bei:	+++ +++ oder ++++ ++++	mittags und abends oder abends und nächster Morgen an 2 aufeinanderfolgenden Tagen	+ 1 bis 2 E	(bei Mischinsulin evtl. nur die entsprechende Komponente)
	++++	und Durst	+ 1 bis 2 E	
	+++ oder ++++	und starke Urinausscheidung	+ 1 bis 2 E	
	+++ oder ++++	und Azeton	+ 1 bis 2 E	
Dosis senken bei:	Ø oder (+)	die ganze Nacht	— 1 bis 2 E	(Depotkomponente)
	Ø Ø	mittags und abends	— 1 bis 2 E	(rasch wirkende Komponente)
	Ø	und Azeton	— 1 bis 2 E	
		Heißhunger und leichte Hypoglykämie (ohne Rücksicht auf den Urinbefund)	— 1 bis 2 E	
	Ø	und Hypoglykämie	— 2 bis 4 E	
		schwere Hypoglykämie	— 2 bis 4 E	oder mehr

Clinitest: + = 1/2 %, ++ = 3/4 %, +++ = 1 %, ++++ = mehr als 2 %

Kein Mensch, auch kein Arzt, kann den Insulinbedarf voraussehen! Grundlage der Behandlung des kindlichen Diabetes ist vielmehr **die tägliche Anpassung** der Insulindosis!

Auch wenn es nicht möglich ist, auf engem Raum die für jeden Einzelfall zweckmäßigste Regel anzuführen, und die intensive Zusammenarbeit zwischen Kinderdiabetologen und Eltern die Voraussetzung für eine ordnungsgemäße Insulinbehandlung bleibt, kann man die Grundsätze der täglichen Insulinanpassung doch etwa entsprechend dem Schema auf S. 29 zusammenfassen.

Solange die Gesamt-Insulindosis unter 20 Einheiten pro Tag liegt, wird im Falle einer notwendigen Änderung jeweils um eine Einheit gesteigert bzw. um ein bis zwei Einheiten gesenkt. Liegt der Gesamt-Insulinbedarf aber über 20 Einheiten, wird jeweils um zwei Einheiten gesteigert oder um zwei bis vier Einheiten gesenkt.

*

Wenn mit einer einzigen morgendlichen Insulinspritze keine gute Einstellung zu erreichen ist, darf man nicht zögern, einen Versuch mit zwei täglichen Spritzen zu machen. Meistens wird der Arzt dabei morgens und abends ein mittelang wirkendes Insulin verordnen, beispielsweise:

morgens	abends
Depot-Insulin Hoechst klar	Depot-Insulin Hoechst klar
Komb-Insulin	Depot-Insulin Hoechst klar
Komb-Insulin	Komb-Insulin
Semilente	Semilente
Rapitard	Semilente usw.

In diesem Falle erkennen wir an den Urinuntersuchungen vom *Mittag* und *Abend* (und am Allgemeinbefinden während des *Tages*), ob die Dosis des am Morgen gespritzten *Tag-Insulins* richtig war, während die Urinuntersuchung des *nächsten Morgens* (und Besonderheiten während der Nacht) zeigen, ob das am Abend gespritzte *Nacht-Insulin* richtig dosiert war.

Muß in Ausnahmefällen sogar dreimal täglich gespritzt werden, zeigt die *Mittag*-Urinuntersuchung die Wirkung des *Morgen*-Insulins, die

Abend-Urinuntersuchung die Wirkung des *Mittag*-Insulins, und die Urinuntersuchung *vom nächsten Morgen* die Wirkung des am *Abend* gespritzten Insulins.

Gleichgültig, ob wir einmal oder mehrmals am Tag Insulin spritzen, das *Ziel* unserer täglichen Insulinanpassung muß es sein, den Stoffwechsel soweit auszugleichen, daß das Kind sich wohlfühlt, sich normal entwickelt, normale Urinmengen hat und daß bei jeder Urinuntersuchung eine kleine Zuckermenge zu finden ist. Auch wenn dabei von den Eltern manchmal ein kleiner Fehler gemacht wird, ist dies noch nicht so schlimm, als wenn wochen- und monatelang (nämlich in der Zeit zwischen den Besuchen beim Arzt) überhaupt keine Kontrolle und auch keine Anpassung der Insulindosis an den wechselnden Bedarf vorgenommen wird.

Maßnahmen beim Auftreten von Azeton

Wie schon erwähnt, ist das Azeton die letzte Reserve des Körpers vor dem Stoffwechselzusammenbruch. **Findet man Azeton im Urin, so ist das ein wichtiges Warnsignal und erfordert sofortige Gegenmaßnahmen!**

Unter *zwei* Bedingungen kommt es zur Azetonbildung im Körper und damit zur Azetonausscheidung im Urin (siehe auch S. 15).

a) Azeton mit gleichzeitiger starker Zuckerausscheidung im Urin

Hier handelt es sich um eine für den augenblicklichen Bedarf *unzureichende* Insulinversorgung (z. B. bei plötzlich auftretenden Erkrankungen, bei versehentlich zu geringer Insulindosis usw.). Wir haben außer Azeton also gleichzeitig einen hohen Blutzucker, viel Zucker im Urin, große Urinmengen und Durst; man muß *sofort* für eine ausreichende Insulinzufuhr sorgen! Folgende Maßnahmen sind hier erforderlich:

Findet sich *morgens* im Urin viel Zucker und Azeton (Z ++++, A ++), besteht gleichzeitig großer Durst und wird viel Urin ausgeschieden, setzt man die Insulindosis an Hand des auf S. 29 angeführten Schemas fest, d. h. man steigert wegen der starken nächtlichen Zuckerausscheidung die Dosis des längerwirkenden Insulins.

Vier Stunden später kontrolliert man den Urin. Ist zu diesem Zeitpunkt die Azetonausscheidung deutlich geringer geworden, sind weitere Maßnahmen zunächst nicht nötig.

Haben sich Zucker- und Azetonbefund aber nicht verändert oder sogar verstärkt, spritzt man nun *sofort* – gleichgültig welches Insulin morgens gegeben wurde – *Altinsulin,* und zwar etwa 20% der morgendlichen *Gesamt*-Insulindosis.

Solange Zucker und Azeton in größeren Mengen im Urin nachweisbar bleiben, wird der Urin weiterhin in vierstündigen Abständen untersucht und bei Bedarf Altinsulin gespritzt, nun jeweils 10% der morgendlichen Gesamtdosis. Dies kann mitunter vier- bis fünfmal nötig sein und in Extremfällen fast bis zur Verdoppelung der Insulindosis an dem betreffenden Tage führen. Durch diese Maßnahme kann aber auch das Auftreten eines *Komas* mit größter Sicherheit vermieden werden.

Das diabetische Koma ist ein lebensbedrohlicher Zustand von Bewußtlosigkeit, der durch ungenügende Insulinzufuhr bedingt ist. Es kündigt sich an durch starken Durst, Azetongeruch in der Atemluft, große Harnmengen, eingesunkene Augen und zunehmende Benommenheit. Bei Auftreten dieser Zeichen muß das Kind so schnell wie möglich in ein Kinderkrankenhaus mit diabeteserfahrenen Ärzten gebracht werden.

Tritt *untertags* plötzlich eine stärkere Azetonausscheidung auf, zusammen mit einer großen Urinmenge und einer deutlichen Zuckerausscheidung im Harn (Z ++++, A ++), muß versucht werden, mit kleinen Injektionen von Altinsulin (beginnend mit zwei bis vier Einheiten) unter vierstündiger Kontrolle des Urins die drohende Stoffwechselentgleisung abzufangen.

Essen und *Trinken* ist erlaubt. Auch sonst kann der Tagesablauf ziemlich normal weitergehen, allerdings unter Vermeidung von Überanstrengungen.

Besteht *Brechreiz* oder *Erbrechen,* hat Nahrungszufuhr keinen Sinn. Man wartet ruhig, bis das Altinsulin zu wirken beginnt und das Azeton verschwindet. Dann können gekühlte Obstsäfte oder andere gezuckerte Getränke meist ohne Schwierigkeiten getrunken werden. Wird der Urin azeton- und zuckerfrei, bevor das Kind etwas zu sich nehmen kann, muß es sorgfältig beobachtet werden. Beim geringsten Anzeichen einer Hypoglykämie muß Glukagon oder ein Zuckereinlauf (siehe S. 37) verabreicht und der Arzt benachrichtigt werden, damit

er bei Verschlechterung des Zustandes unverzüglich Traubenzucker in eine Vene spritzt.
Obwohl am folgenden Tag der Insulinbedarf wahrscheinlich noch erhöht ist, ist es besser, vorsichtig zu sein und die Dosis nur um zwei Einheiten zu steigern, um dann lieber bei Bedarf im Laufe des Tages nochmals eine kleine Menge Altinsulin nachzuspritzen; denn mitunter kann das Auftreten von Azeton ganz flüchtig sein.
Dies gilt vor allem dann, wenn das Auftreten von Azeton durch Insulinverlust beim Spritzen verursacht war. Es kommt ja vor, daß aus einer undichten Spritze oder auch aus der Einstichstelle etwas Insulin sickert, und dieses Insulin fehlt natürlich dem Körper. Man wird deshalb an dem betreffenden Tag den Insulinverlust im Behandlungsheft genau vermerken (z. B. „etwa vier Einheiten verspritzt") und den Urin alle vier Stunden kontrollieren, um notfalls etwas Altinsulin nachzuspritzen. Tritt Azeton aber erst am nächsten Morgen auf, wird man nur soviel Insulin spritzen, als schon am Vortag hätte gespritzt werden müssen. (Hätte z. B. am Vortag die Dosis 40 Einheiten betragen sollen, und sickerten drei bis vier Einheiten aus der Einstichstelle, so daß es zur Azetonbildung kommt, wird man die Insulindosis nicht steigern, sondern wiederum 40 Einheiten spritzen und dann alle vier Stunden den Urin kontrollieren, um notfalls entsprechend der oben genannten Regel etwas Altinsulin nachspritzen zu können.)

b) Azeton ohne Zuckerausscheidung im Urin

Manchmal kann man Azeton auch ohne gleichzeitige Zuckerausscheidung, ohne große Urinmenge und ohne Durst beobachten (wobei eine kleine Zuckerbeimengung im Urin aus einem früheren Zeitraum stammen und sich in der Harnblase mit dem zuckerfreien Harn gemischt haben kann).
In diesem Falle ist die Ursache des Azetons eine zu *hohe* Insulindosis und ein Zeichen dafür, daß die Leber mit letzter Anstrengung gegen einen hypoglykämischen Schock ankämpft. Hier wäre die Verabreichung von Insulin ein großer Fehler, man muß vielmehr *kohlenhydratreiche* Nahrungsmittel zu essen geben und die Insulindosis des nächsten Tages eher *senken.* Damit ist dann auch meist das Azeton rasch zum Verschwinden zu bringen.
Findet man Azeton im Urin und *keinen* Zucker, muß auch an die Möglichkeit gedacht werden, daß die Untersuchungsreagenzien auf

Zucker (Glukotest, Clinitest) verdorben sind und nur einen negativen Ausfall *vortäuschen*. Hier kann die Urinmenge einen gewissen Anhaltspunkt geben: Ist sie gering oder kann das Kind überhaupt keinen Urin lassen, spricht dies ziemlich sicher für einen *niedrigen* Blutzucker. Hat das Kind jedoch trotz negativen Zuckernachweises im Urin großen Durst und viel Urin, liegt der Blutzucker wahrscheinlich ziemlich hoch und die Clinitest-Tabletten sind verdorben.
Selbstverständlich muß bei irgendwelchen Unklarheiten sofort der behandelnde Kinderdiabetologe um seinen Rat gefragt werden.

Hypoglykämien und ihre Behandlung

Hypoglykämie heißt „zu niedriger Blutzucker" und bedeutet, daß der Blutzuckerspiegel zu niedrig ist, um die Gehirnzellen ausreichend mit Zucker zu versorgen; beim Kind etwa bei 50 bis 80 mg%.
Ursache einer Hypoglykämie ist fast immer eine zu große Insulinmenge: Ist die Dosis des Tag-Insulins zu hoch, tritt die Hypoglykämie während des Tages auf, ist die Nacht-Insulindosis zu hoch, kommt es während der Nacht zu einem starken Absinken des Blutzuckers.
Aber auch wenn beim Spritzen die Nadel versehentlich in ein Blutgefäß gelangt und das Insulin anstatt in den Muskel direkt in das Blut gespritzt wird, kann eine Hypoglykämie auftreten.
Die Neigung zu Hypoglykämien ist bei den einzelnen Diabetikern verschieden stark ausgeprägt. Eine besondere Hypoglykämiegefahr besteht sofort nach starken körperlichen Anstrengungen (z.B. Leistungssport, schwere Touren, langes Schwimmen etc.).
Hypoglykämien sind auch bei bester Kontrolle und sorgfältiger Anpassung der Insulindosis nicht mit Sicherheit zu verhindern (im Gegensatz zum Koma, siehe S. 32, dessen Auftreten bei richtiger Behandlung vermieden werden kann). Immerhin verringert die tägliche Anpassung der Insulindosis Häufigkeit und Schwere von Hypoglykämien ganz beträchtlich. Eine übertriebene Angst vor ihnen führt manchmal zu einer ungenügenden Insulinversorgung und fördert damit diabetische Spätschäden. Diese übertriebene Angst ist aber bei guter Kenntnis der Hypoglykämie*zeichen* und der Hypoglykämie*behandlung* unnötig.

a) Anzeichen der Hypoglykämie

Sie sind von Diabetiker zu Diabetiker verschieden, beim einzelnen

Menschen aber ziemlich gleichbleibend und nur in ihrer Stärke schwankend.

Durch *Alt*insulin verursachte Hypoglykämien treten meist ziemlich plötzlich auf, sind deutlich zu spüren und dadurch verhältnismäßig leicht zu erkennen und abzufangen.

Durch *Depot*insulin verursachte Hypoglykämien beginnen meist schleichend und treffen oft in die Nachtstunden. Manche Patienten spüren sie durch den Schlaf hindurch, wachen auf und können etwas Zucker zu sich nehmen, andere nehmen sie überhaupt nicht oder nur als Alptraum wahr. Manchmal treten sie auch morgens beim Erwachen oder kurz danach auf: Das Kind hat Schwierigkeiten richtig wach zu werden und seine Gedanken zu sammeln; oder es schläft nach dem Wecken sofort wieder tief ein; oder es sinkt gleich nach dem Aufstehen plötzlich zusammen.

Im Folgenden bringen wir einige besonders typische Erscheinungen, wobei aber nochmals darauf hingewiesen werden muß, daß jeder Diabetiker seine ganz „persönlichen" Hypoglykämiezeichen hat und meist auch sehr bald kennt:

- Plötzlicher Hunger oder ein komisches, nicht näher beschreibbares Gefühl sind meist die ersten Zeichen des Zuckermangels.
- Heißhunger (eventuell mit Magenkrämpfen, Übelkeit oder Erbrechen kombiniert), Blässe, kalter Schweiß, Untertemperatur, weite Pupillen, Kopfschmerzen, Leeregefühl im Kopf, Schwindel, Schwäche und Zittern vor allem der Beine, Torkeln, eigenartiges Benehmen wie ungewohnte Gleichgültigkeit, Aufgeregtheit, Stimmungsschwankungen, Ungezogenheit, Zornausbrüche, Albernheit usw., sind typische Zeichen des zunehmenden Zuckermangels der Gehirnzellen.
- Benommenheit und Schläfrigkeit, die in Bewußtlosigkeit und sogar Krämpfe übergehen können, sind Ausdruck eines schweren Zuckermangels der Gehirnzellen (hypoglykämischer *Schock*) und können unter Umständen Schäden hinterlassen.

Im allgemeinen findet man bei Hypoglykämien keinen Zucker im Urin. Da der Urinbefund aber den Blutzuckerschwankungen immer etwas nachhinkt, kommt es vor, daß zu Beginn einer Hypoglykämie im Urin noch Zucker nachgewiesen wird und erst die nächste Urinportion zuckerfrei ist. Bei starken Blutzuckerschwankungen kann auch sofort nach einer Hypoglykämie im Urin wieder Zucker gefunden werden.

Ist man im Zweifel darüber, ob ein Schwächezustand durch zu niedrigen

Blutzucker oder durch andere Umstände (z. B. beginnendes Koma, siehe S. 32) verursacht ist, soll man sich stets so verhalten, als ob eine *Hypoglykämie* vorliege, denn mit Zuckerzufuhr oder mit einer Glukagonspritze kann man nie schaden, während z. B. eine Insulinspritze bei niedrigem Blutzucker äußerst gefährlich ist.

b) Behandlung der Hypoglykämie

Vorbeugen kann man Hypoglykämien nur dann, wenn sie wiederholt zur gleichen Tageszeit auftreten. Hier wird man entweder die Insulinart bzw. -dosis ändern, oder aber vor dem gefährlichen Zeitraum eine kohlenhydrathaltige Mahlzeit einnehmen.

Ist eine Hypoglykämie einmal aufgetreten, muß man so **schnell wie möglich** für eine Erhöhung des Blutzuckers sorgen, um einen schweren hypoglykämischen Schock zu verhüten. Da es meist unnötig bzw. manchmal sehr schwierig ist, sofort einen Arzt beizuziehen, ist es außerordentlich wichtig, daß das diabetische Kind und seine Angehörigen, ferner Lehrer, Kindergärtnerin usw. genau über die folgenden (keineswegs schwierigen) Notfallmaßnahmen informiert sind.

1. Am einfachsten ist es, dem Kind **zuckerhaltige Nahrungsmittel** zu verabreichen. Es genügen einige Stückchen Zucker, etwas Brot, süße Früchte, Honig, oder ein zuckerhaltiges Getränk (Zuckerwasser, Coca-Cola, Fruchtsirup usw., bei Brechreiz oder Übelkeit in kurzen Abständen schluckweise zu geben!). Diese heben innerhalb weniger Minuten den Blutzuckerspiegel etwas an. Ist das Kind bereits benommen, aber noch schluckfähig, muß ihm ein zuckerhaltiges Getränk eingeflößt werden.

Jeder insulinspritzende Diabetiker muß stets acht bis zehn Stückchen Würfelzucker bei sich tragen.

2. Sind die unter 1. genannten Maßnahmen nicht mehr möglich, muß *sofort* eine Ampulle **Glukagon** zu 1 mg gespritzt werden.

Das Glukagon, erst seit kurzer Zeit im Handel, bedeutet eine unschätzbare Hilfe für den insulinbehandelten Diabetiker.

Gegen die Anwendung von Glukagon gibt es keine Bedenken, ob es sich nun wirklich um eine Hypoglykämie oder um einen beliebigen anderen Zustand handelt. Die gewünschte Wirkung, nämlich eine rasche und kräftige Blutzuckererhöhung, tritt in fast allen Fällen ein.

Glukagon kann notfalls auch zwei- bis dreimal (in Abständen von 15 bis 20 Minuten) gespritzt werden. Das hat allerdings nur dann Sinn, wenn die vorhergehende Spritze wenigstens eine gewisse Wirkung gezeigt hat.
Sobald das Kind wieder zu sich gekommen ist, muß sofort ein zuckerhaltiges Getränk oder eine andere kohlenhydrathaltige Substanz (Brot usw.) verabreicht werden, damit der Blutzucker nicht von neuem absinkt.
Die Injektion des Glukagons ist einfach, denn sie erfolgt genau auf die gleiche Weise und an den gleichen Stellen wie die Insulininjektion.

Etwas kompliziert ist nur das Aufziehen des Glukagons in die Spritze, da es sich nur in trockenem Zustand hält und vor Gebrauch erst aufgelöst werden muß.
Hier stellt die Spritzampulle Glucagon-Novo eine große Vereinfachung dar. Die Packung enthält ein kleines Fläschchen mit dem Glukagonpulver sowie eine sterile Einmalspritze mit der Lösungsflüssigkeit. Man spritzt den Inhalt der Spritze in das Fläschchen, schüttelt dieses solange, bis das Glukagonpulver sich aufgelöst hat und zieht dann die Glukagonlösung in die Spritze auf, um sie dem Kind zu injizieren (dauert insgesamt etwa 1 Minute!).
Die Eltern eines diabetischen Kindes müssen über den Gebrauch von Glukagon genau Bescheid wissen und stets drei Packungen zu Hause griffbereit aufbewahren.

3. Ist 10 bis 15 Minuten nach der Glukagonspritze das Bewußtsein noch nicht zurückgekehrt, muß durch den nächsten erreichbaren Arzt **Traubenzucker** in die Armvene gespritzt werden. Jeder insulinspritzende Diabetiker sollte sicherheitshalber mehrere Ampullen zu 20 ccm mit 25%iger Traubenzuckerlösung, eine Einmalspritze zu 20 ccm und einige dicke Einmal-Kanülen (Nr. 1) in seinem Notfallschränkchen griffbereit aufbewahren. Dadurch konnte schon manchmal Zeit gespart werden, wenn der herbeigerufene Arzt nicht alles Erforderliche bei sich hatte.

4. Sind die unter 1. und 2. genannten Maßnahmen nicht möglich oder erfolglos gewesen und kann der Arzt nicht augenblicklich kommen, muß man sofort einen **Zuckereinlauf** vornehmen. Deshalb stehen im Notfallschränkchen auch noch ein Klistierballon und drei Fläschchen zu 100 ccm (mit absolut dichtem Verschluß), in die vom Apotheker 15 g Glukose und 0,9 g Kochsalz eingewogen wurden. Bei Bedarf wird ein Fläschchen geöffnet, mit – ev. körperwarmem – Wasser fast bis

zum Flaschenhals gefüllt, geschüttelt, bis Glukose und Kochsalz sich aufgelöst haben und dann in den Klistierballon aufgesogen. Sodann wird – je nach Größe des Kindes – der Inhalt des Fläschchens ganz oder teilweise als Einlauf verabreicht (Becken hochlagern, nach dem Einlauf die Gesäßbacken zusammendrücken, damit die Zuckerlösung nicht wieder herausläuft).

Wenn man mit dieser Maßnahme die Hypoglykämie auch nicht immer ganz beheben kann, überbrückt man doch die Zeit, bis der Arzt eintrifft.

Da das diabetische Kind mit zunehmendem Alter immer seltener unter Aufsicht ist (Eltern, Schule, Lehrstelle etc.) und mitunter längere Zeit allein unterwegs sein muß, besteht natürlich die Gefahr, daß eine plötzlich auftretende schwere Hypoglykämie von Passanten als Trunkenheit oder sonst falsch gedeutet wird. Es vergehen unter Umständen Stunden, bis eine sachgemäße Hilfe eingeleitet wird, und vielleicht kommt sie dann zu spät.

Dieser Gefahr kann man auf verschiedene Weise vorbeugen.

Am verbreitetsten ist der *Diabetikerausweis.* Man verwahrt ihn in der Kennkarte, bei Schulkindern klebt man ihn am besten innen an die Klappe der Schultasche. Der Ausweis enthält Personalien des Kindes, Name und Telefonnummer des behandelnden Arztes und folgenden Text:

Ich bin Diabetiker

und werde mit Insulin behandelt. Geben Sie mir bei Schwächezuständen oder auffälligem Benehmen sofort etwas Zucker, ein stark gezuckertes Getränk oder notfalls etwas Brot zu essen. Wenn ich nicht schlucken kann oder will, holen Sie sofort einen Arzt oder lassen mich in das nächste Krankenhaus bringen, damit mir unverzüglich Glukagon oder eine hochprozentige Traubenzuckerlösung gespritzt wird.

Keinesfalls Insulin spritzen!

Eine vielleicht noch sicherere Möglichkeit für Kinder ist eine kleine, flache Metallschatulle, die an einem Kettchen um den Hals getragen wird. Außen läßt man folgenden Text eingravieren:

Insulinspritzender Diabetiker!
Nähere Angaben innen.

In der Schatulle findet sich dann auf einem zusammengefalteten Papier der Text des Diabetikerausweises.
Ein weiterer Weg ist eine flache Metallplakette, die an einem Kettchen am Handgelenk getragen wird. Auf der *Außen*seite trägt sie folgenden Text:

Insulinspritzender Diabetiker!
Näheres in Brieftasche.

Auf der *Innen*seite ist Namen und Adresse eingraviert. In der Brieftasche (oder in einem Ausweistäschchen) muß dann natürlich der Diabetikerausweis zu finden sein.

Die Schockgefahr ist auch der Grund, warum insulinspritzende Diabetiker nach Möglichkeit nicht allein wohnen sollten. Ist dies aber nicht zu vermeiden, sollten sie auf zwei Spritzen (morgens und abends) eines mittellangwirkenden Insullins eingestellt werden, z. B. Insulin Novo-Semilente, Depot Hoechst usw. Denn der Schock bei einem mittellangen Insulin dauert — selbst wenn er nicht behandelt wird — selbstverständlich nicht so lange wie bei einem langwirkenden Insulin.

c) Insulindosierung nach einer Hypoglykämie

Jede Hypoglykämie muß genau im Behandlungsheft vermerkt und am folgenden Tag bei der Festsetzung der Insulindosis berücksichtigt werden, selbst wenn der Urin unauffällig ist oder sogar viel Zucker enthält. (Nach einer Hypoglykämie kann mitunter ein starker Blutzuckeranstieg erfolgen, der nicht durch Insulinmangel bedingt ist, sondern eine *überschießende Gegenregulation* des Körpers gegen das Absinken des Blutzuckers darstellt.)
Man wird also am folgenden Tag die Insulindosis nicht steigern, sondern je nach Zeitpunkt und Schwere der Hypoglykämie das *Tag*-Insulin (bei Hypoglykämien im Laufe des Vormittags oder des

frühen Nachmittags), bzw. das *Nacht*-Insulin (bei Hypoglykämien abends oder nachts) um 10 bis 20% *senken*. Spritzt man nur ein einziges Insulin, muß dieses insgesamt erniedrigt werden (siehe Schema auf S. 29).

d) Hypoglykämien am Morgen

Sie verdienen besondere Aufmerksamkeit, da sie mitunter sehr schwer sind und manchmal eine etwas komplizierte Rechnung bei der Festsetzung der Insulindosis nötig machen.
Zunächst darf man sie nicht übersehen: Ist ein Kind morgens ungewohnt grantig, bewegt es sich wie ein Automat, antwortet nicht usw., soll man nicht alles auf das „Aufstehen mit dem linken Bein" schieben, sondern an eine Hypoglykämie denken. Dies gilt natürlich in noch stärkerem Maße, wenn das Kind nicht recht aufweckbar oder in Schweiß gebadet im zerwühlten Bett liegt oder andere Hypoglykämiezeichen vorhanden sind.
Selbstverständlich darf man in einem solchen Falle zunächst *kein* Insulin spritzen, um den Zustand nicht zu verschlimmern, sondern man muß

- das Kind hinlegen oder – besser – hinsetzen und jede Muskeltätigkeit vermeiden
- sofort Zucker verabreichen, sei es in Form von in Wasser getauchten Zuckerstückchen, sei es in flüssiger Form (Sirup usw.). In sehr leichten Fällen genügt es auch, sofort das Frühstück zu geben
- wenn dies alles nicht mehr möglich ist, sofort Glukagon spritzen und zugleich den nächsten Arzt herbeiholen! Gerade bei morgendlichen Hypoglykämien, die vielleicht schon länger gedauert haben, kann unter Umständen das Glukagon keine Wirkung mehr haben, so daß Zucker in die Armvene gespritzt werden muß. Auch der schon erwähnte Zuckereinlauf kommt hier in Frage.

Wann aber soll man das nächste Insulin spritzen?

Niemals *während* der Hypoglykämie und niemals, solange diese nicht mit Sicherheit völlig abgeklungen ist.
Zweckmäßigerweise untersucht man den Urin alle zwei Stunden und wartet, bis wieder Zucker nachweisbar ist, denn dann wissen wir, daß der Blutzucker mindestens auf 180 mg% angestiegen ist und wir gefahrlos wieder Insulin spritzen können.

Nun kann es aber – wie schon erwähnt – vorkommen, daß während einer Hypoglykämie Zucker im Urin gefunden wird, weil zuckerhaltiger Urin aus den ersten Nachtstunden sich in der Harnblase mit dem späteren zuckerfreien Urin gemischt hat! Hier wird man bei einer nochmaligen Urinuntersuchung nach einer halben Stunde meist feststellen, daß der Urin dann zuckerfrei ist.
Besteht aber auch *nach* der Hypoglykämie eine dauernde Zuckerausscheidung im Urin, wird man trotzdem mindestens bis eine Stunde nach dem Frühstück warten, bevor man wieder Insulin spritzt.

Wieviel Insulin soll man nach einer morgendlichen Hypoglykämie spritzen?

Zunächst wird die Insulinmenge (und zwar bei einem Misch-Insulin das Nacht-Insulin) je nach Schwere der Hypoglykämie um 2–4 (–6) Einheiten vermindert.
Sodann werden von der Insulindosis, die sich durch diese Verminderung ergibt, nochmal so viele Einheiten abgezogen, als der Verspätung der Spritze entsprechen.

Beispiel: Das Kind erhielt am 1. Oktober 20 Einheiten Semilente und 40 Einheiten Novolente zusammen in einer Spritze und hat am 2. Oktober um sieben Uhr morgens eine mittelschwere Hypoglykämie. Man verringert also zunächst die Novolentedosis (Nachtinsulin) um vier Einheiten, so daß die neue Insulindosis 20 Einheiten Semilente und 36 Einheiten Novolente betragen **würde.**
Da nun nach der Hypoglykämie erst um elf Uhr wieder Zucker im Urin auftritt und wir die Spritze also mit vier Stunden Verspätung geben werden, müssen wir $\frac{4 \text{ Stunden}}{24 \text{ Stunden}} = \frac{1}{6}$ von jedem Insulinanteil abziehen. Wir werden also bei Semilente anstatt 20 nur 16 bis 17 Einheiten, bei Novolente anstatt 36 nur 30 Einheiten spritzen!

Im Laufe des Tages muß man dann allerdings den Urin in etwas kürzeren Abständen kontrollieren und beim Auftreten von großen Harnmengen oder gar Azeton wieder etwas Altinsulin nachspritzen (siehe S. 31).

Andere Komplikationen der Insulinbehandlung

Die Insulinüberdosierung mit ihren Folgen (Hypoglykämie, evtl. Gegenregulationen des Organismus mit starkem Blutzuckeranstieg) ist zwar die wichtigste Komplikation der Insulinbehandlung. Doch gibt es noch eine Reihe anderer Schwierigkeiten, die entweder durch die Insulinbehandlung bedingt sind oder aber die Behandlung stören können. Sie machen die Einschaltung des behandelnden Arztes erforderlich und sollen dem Patienten bzw. seinen Eltern bekannt sein.

a) Lipodystrophien

Manchmal entwickelt sich an den Einspritzstellen des Insulins langsam eine Verhärtung oder ein Schwund des Unterhautfettgewebes. Dies ist fast immer durch eine falsche Spritztechnik bedingt (zu wenig tief), verunstaltet den Körper und hat zur Folge, daß in solche Gebiete gespritztes Insulin ungleichmäßig aufgenommen wird und zu starken Blutzuckerschwankungen führen kann.
Durch strikte Einhaltung der auf Seite 47 genannten Spritzvorschriften kann man diese Fettgewebeveränderungen fast immer vermeiden. Sind sie einmal da, darf man in die betroffene Region keine Spritze mehr verabreichen bis sich das Gewebe wieder erholt hat.

b) Insulinallergie

Sie ist äußerst selten geworden und sieht aus wie ein Nesselausschlag mit großen, roten, manchmal juckenden Flecken. Sie klingt mitunter von selbst wieder ab, oftmals muß aber vom Arzt die Insulinart gewechselt werden.

c) Insulinresistenz

Fast jeder Mensch, der längere Zeit Insulin erhält, bildet im Blut Gegenstoffe, die einen kleinen Teil des gespritzten Insulins unwirksam machen. In seltenen Fällen kann aber auch fast das gesamte Insulin in seiner Wirksamkeit gehemmt werden, so daß eine enorm hohe Dosis (mehrere hundert Einheiten) gespritzt werden muß. Hier ist unbedingt ein erfahrener Kinderdiabetologe zuzuziehen.

Irrtümlicherweise vermutet man manchmal eine Insulinresistenz, wenn durch zu rasches Steigern der Insulindosis der Körper zu starken Gegenregulationen gegen den drohenden Unterzuckerschock gereizt wird. Der Blutzucker schwankt dabei zwischen tiefen (Insulinüberdosierung) und hohen (Gegenregulation) Werten. Obwohl die meist starke Gewichtszunahme an eine Insulinüberdosierung denken lassen müßte, wird wegen der starken

Zuckerausscheidung (eventuell sogar mit Azeton) und des schlechten Allgemeinzustandes oft die Insulindosis weiter gesteigert und führt zu einer Verschlimmerung statt zu einer Besserung des Zustandes. Hier wird man unter strenger ärztlicher Kontrolle die Insulindosis erheblich senken und notfalls im Laufe des Tages kleine Mengen Altinsulin nachspritzen, bis nach mehreren Tagen die Gegenregulationen abgeklungen sind.

d) Der „labile" Diabetes

Der Diabetes des Kindes verläuft meist ungleichmäßiger als der des Erwachsenen. Ursache sind wohl vor allem die Wachstumsvorgänge, die besonders in den Entwicklungsjahren zu starken Schwankungen des Insulinbedarfes führen können. Selbstverständlich wird man versuchen, unter Anleitung eines erfahrenen Kinderdiabetologen alle faßbaren Ursachen der Blutzuckerschwankungen auszuschließen (ungeeignete Insulinart, mangelhafte Anpassung der Insulindosis, unnatürliche Ernährungsweise, schleichende Erkankungen, seelische Belastungen, fehlerhafte Untersuchungs- und Spritztechnik u. a. (siehe S. 54). Aber auch wenn trotz aller Bemühungen der Stoffwechsel nicht völlig ausgeglichen werden kann, darf man nicht aufgeben, sondern muß mit aller Energie das Bestmögliche zu erreichen suchen, bis mit Abschluß der Entwicklungsjahre der Diabetes gleichmäßiger und leichter zu behandeln sein wird.

e) Anderweitige Erkrankungen

Jede körperliche und seelische Störung wirkt sich auf den Insulinbedarf aus. Dies gilt selbstverständlich auch für Krankheiten, Unfälle und Operationen, von denen ein diabetisches Kind ebenso wenig verschont bleibt wie ein gesundes Kind. Hier muß mit besonderer Sorgfalt das Insulin dem Bedarf angepaßt werden. Bei schwereren Erkrankungen oder für Operationen sollte das Kind möglichst in ein Krankenhaus gebracht werden, in dem von seinem behandelnden Arzt oder von Ärzten mit kinderdiabetologischer Erfahrung der Stoffwechsel in diesen kritischen Situationen überwacht werden kann.
Niemals darf man das Insulin weglassen, wenn das Kind wegen Erbrechen oder aus anderen Gründen nichts ißt. Denn die Zellen können den nötigen Zucker – ob er aus der Nahrung oder aus der Zuckerproduktion der Leber stammt – ohne Insulin nicht aufnehmen. Man wird aber in solchen Fällen sicherheitshalber die Insulindosis ein wenig *senken* (nur ausnahmsweise um mehr als $^1/_4$ der Gesamt-

dosis) und dann unter laufender Urinkontrolle kleine Mengen Altinsulin nachspritzen, falls Azeton auftritt (siehe S. 31).
Im übrigen kann bei diabetischen Kindern jede ärztliche Behandlung durchgeführt werden, auch Narkosen sind möglich, wenn während der Zeit des Nahrungsverbotes über ein Blutgefäß künstliche Ernährung mit einer Traubenzuckerlösung durchgeführt wird.

Technische Fragen

Da die Insulinzufuhr mittels einer Einspritzung erfolgen muß, ist es nötig, daß die Eltern eines diabetischen Kindes – und etwa ab dem 10. Lebensjahr das Kind selbst – das Spritzen beherrschen.

a) Die Desinfektion der Haut

Zur Desinfektion der Haut benützt man 96%igen Alkohol, Zephirollösung (1:1000) oder – bei empfindlicher Haut – Spiritus aethericus (Hoffmannstropfen).
Man tränkt etwas Watte, ein Stückchen Zellstoff oder einen Mulltupfer mit der Desinfektionslösung und reibt den entsprechenden Hautbezirk kräftig ab. Anschließend muß man warten, bis die Desinfektionslösung verdunstet ist, damit sie nicht durch die Injektionsnadel ins Gewebe verschleppt wird und dort zu Reizungen führt.

b) Die Spritze

Da die normalen Handelsinsuline 40 Einheiten pro ccm enthalten, dürfen nur Spritzen verwendet werden, die ausschließlich auf 40 Einh./ccm geeicht sind. Andere Spritzen führen zu Verwechslungen und sind unzweckmäßig.
Zu Beginn des Diabetes, solange die jeweils nötige Insulinmenge *unter* 40 Einheiten liegt, nimmt man eine Spritze zu 1 ccm (= 40 Einh.), bei der 1 Teilstrich 1 Einheit entspricht. Die Spritze muß so dünn und lang sein, daß die Teilstriche weit von einander entfernt und dadurch gut ablesbar sind (z. B. Insulinspritze nach SCHAETZ 1 ml der Firma Aesculap, Tuttlingen).
Liegt die erforderliche Insulinmenge *über* 40 Einh. verwendet man eine Spritze zu 2 ccm (= 80 Einh.). Hier genügt es, wenn 1 Teilstrich 2 Einheiten entspricht, da man in diesem Falle die Insulindosis

ohnehin jeweils um mindestens 2 Einheiten steigert oder senkt (z. B. Insulinspritze nach SCHAETZ 2 ml der Firma Aesculap, Tuttlingen).

c) Die Nadeln

Eine Nadel muß folgende Eigenschaften besitzen:

1. Sie muß steril (= keimfrei) sein, um keine Krankheitskeime in den Körper zu verschleppen (siehe S. 50).
2. Sie muß scharf sein, um den Einstichschmerz gering zu halten. Da beim Durchstechen des Gummiverschlusses am Insulinfläschchen die Nadeln leicht stumpf werden, soll man dazu eigene, dickere Nadeln benutzen (siehe S. 53). Alle paar Tage muß die Nadel geprüft werden, ob ihre Spitze nicht einen feinen Widerhaken bekommen hat. Dazu sticht man sie nach der Injektion in ein Wattebällchen. Bleibt beim Herausziehen ein Wattefaden an der Nadelspitze hängen, muß man sie schleifen lassen oder eine neue Nadel nehmen. Aber auch sonst sollte – je nach Dicke und Festigkeit der Haut – die Nadel öfter erneuert werden.
3. Sie muß so dünn sein, daß der Einstich möglichst schmerzlos ist, aber so dick, daß sie sich beim Durchstechen der Haut weder verbiegt noch abbricht. Zweckmäßig sind die Stärken 16, 17 und 18.
4. Sie soll gerade so lang sein, daß das Insulin an den richtigen Ort, nämlich entweder zwischen Unterhautfettgewebe und Muskel, oder in den Muskel selbst gelangt. Da es sich bei jugendlichen Diabetikern meist um magere Menschen handelt, genügt im allgemeinen eine Nadel von etwa 1 cm Länge (z. B. Nadeltyp 16x11). Bei dickerem Fettpolster an der Injektionsstelle muß eine längere Nadel (Nadeltyp 16) verwendet werden.

Wenn die Nadeln in Alkohol aufbewahrt werden (siehe S. 50), genügen für den laufenden Gebrauch ein bis zwei dickere Nadeln zum Aufziehen des Insulins oder der Insuline sowie zwei Injektionsnadeln, die abwechselnd benützt werden, und zwar die längere für das Gesäß mit seiner dickeren Fettschicht, die kürzere für die anderen Injektionsstellen.

Bewahrt man die Nadeln nicht in Alkohol auf, sondern kocht sie wöchentlich aus, benötigt man entsprechend mehr Injektionsnadeln. Eine ausgezeichnete, wenn auch aufwendigere Möglichkeit stellt die Einmalkanüle dar, die – bereits steril verpackt – sofort verwendbar ist und nach Gebrauch weggeworfen wird (z. B. Einmal-Kanüle Nr. 17 „Jintan“ der Firma Braun-Melsungen).

d) Das Insulin

Es kommt normalerweise in Fläschchen zu 10 ccm = 400 Einheiten in den Handel. Da es für besondere Fälle aber auch Fläschchen zu 10 ccm mit 800 Einheiten gibt, also mit einer doppelt so starken Konzentration, muß man beim Kauf nicht nur die Insulin*art*, sondern auch die Insulin*konzentration* kontrollieren.

Das Insulin soll kühl aufbewahrt werden, am besten in der Kühlschranktüre oder in einem kühlen Raum. Wichtig ist dies vor allem dann, wenn jeweils nur kleine Insulinmengen entnommen werden und das Fläschchen lange Zeit nicht aufgebraucht wird. Durch höhere Temperaturen und durch Gefrieren wird die Wirkung beeinträchtigt. Muß das Insulin aus besonderen Gründen (z. B. auf Reisen, oder bei Fehlen eines Kühlschrankes) längere Zeit in Zimmertemperatur aufbewahrt werden, ist bei einem neuen Fläschchen daran zu denken, daß dessen Inhalt u. U. eine etwas stärkere Wirkung hat als der Rest des vorhergehenden.

e) Das Aufziehen des Insulins

Man reinigt den Gummiverschluß des Insulinfläschchens mit einem alkoholgetränkten Wattetupfer, setzt auf die Insulinspritze eine Nadel auf (nur den dicken Nadelansatz mit den Fingern berühren!) und zieht in die Spritze so viel *Luft* ein, als man dem Fläschchen Insulin entnehmen will. Dann wird die Nadel soweit durch den Gummiverschluß gestochen, daß ihre Spitze innen 1–2 mm herausschaut, und die Luft in das Fläschchen gepreßt, damit dort ein Überdruck entsteht. Nun hält man die Spritze senkrecht nach oben, so daß das Fläschchen auf dem Kopfe steht und zieht den Kolben der Spritze soweit zurück, daß die gewünschte Insulinmenge in die Spritze einströmt. Gelangt mit dem Insulin auch Luft in die Spritze, kann sie wieder in das Fläschchen hineingedrückt werden. Luftblasen, die sich innen an der Spritzenwand anhängen, werden durch Beklopfen der Spritze mit dem Finger gelöst, sie steigen dann nach oben.

Ist die richtige Insulinmenge in der Spritze, nimmt man die Spritze zwischen Daumen einerseits, Zeigefinger und Mittelfinger andererseits und drückt mit dem Ringfinger leicht seitwärts gegen den Kolben, damit dieser nicht verrutscht. Dann zieht man die Spritze von der Nadel ab (die Nadel bleibt bis zum nächstenmal auf dem Fläschchen stecken).

Will man zwei verschiedene Insuline in einer Spritze mischen, zieht man immer *zuerst* das Altinsulin bzw. das kürzer wirkende Insulin auf. Sodann wird zum ersten Insulin soviel Luft aufgezogen, als der notwendigen Menge des zweiten Insulins entspricht. Die Luft wird – genau wie beim ersten Fläschchen – nun in das zweite Fläschchen hineingedrückt, wobei jetzt sehr sorgfältig darauf geachtet werden muß, daß nur Luft und nicht auch Insulin in das zweite Fläschchen gelangt. Dann wird wieder die nötige Insulinmenge in die Spritze eingezogen.
Auch jetzt bleibt die Nadel wieder im Fläschchen stecken (es genügt, wenn man sie wöchentlich wechselt) und man setzt eine dünne Nadel auf die Spritze, welche nunmehr fertig für die Injektion ist.

Im Kühlschrank aufbewahrtes Insulin sollte vor Gebrauch in der Hand etwas erwärmt werden, da die Injektion sonst unangenehm ist. *Trübe* Insuline sind vor Gebrauch *gut zu schütteln,* damit sich die Insulinteilchen gleichmäßig in der Flüssigkeit verteilen, und müssen nach dem Aufziehen sofort gespritzt werden.

Um Verunreinigungen des Insulins und der im Insulinfläschchen steckenden Nadel zu vermeiden, sollte man sie unter einem sauberen, umgedrehten Glas aufbewahren.

f) Die Insulininjektion

Zunächst werden die Hände gründlich mit Wasser und Seife gewaschen! Sodann erfolgt die Injektion, und zwar entweder zwischen Unterhautfettgewebe und Muskulatur oder in die Muskulatur selbst. An beiden Stellen hat man eine gute Insulinaufnahme in das Gewebe, während *in* das Unterhautfettgewebe gespritztes Insulin mitunter ungleichmäßig aufgenommen wird oder zu Fettgewebeverhärtungen bzw. Fettgewebeschwund (Lipodystrophien) führen kann.
Will man zwischen *Unterhautfettgewebe und Muskel* spritzen (Abb. 6), wird die Haut zwischen Daumen und Zeigefinger genommen und aufgehoben. Dann setzt man die Nadel etwa im Winkel von 45 Grad an und sticht mit einem kräftigen Ruck soweit ein, daß die Nadelspitze zwischen die Hautfalte und den Muskel zu liegen kommt. Nun wird kurz der Kolben der Spritze ein wenig zurückgezogen, damit man sieht, ob die Nadel zufällig in ein Blutgefäß gestoßen ist. In diesem Falle würde man Blut in die Spritze ein-

saugen und müßte entweder ein wenig tiefer stechen oder die Nadel etwas zurückziehen. Kommt kein Blut, wird nun *langsam* der Spritzenkolben in die Spritze hineingeschoben und dadurch das Insulin aus der Spritze in das Gewebe gepreßt. Anschließend wird die Spritze samt Nadel mit einem Ruck herausgezogen und die Injektionsstelle mit einem trockenen Tupfer etwas gerieben, damit das Insulin sich im Gewebe verteilt. Sickert Insulin aus der Einstichstelle, muß dies im Behandlungsheft vermerkt und bei Bedarf im Laufe des Tages Insulin nachgespritzt werden (siehe S. 33).

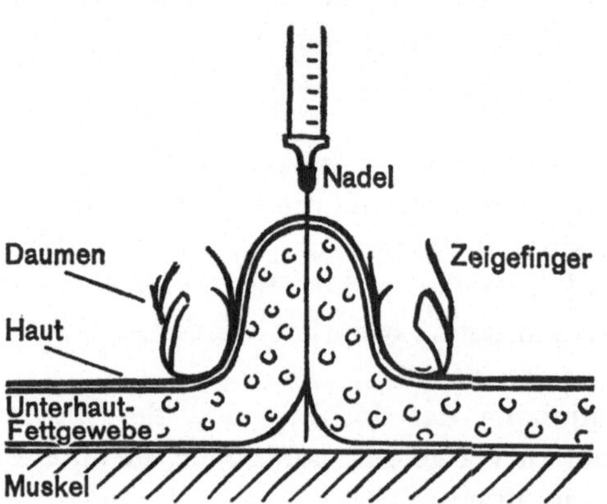

Abb. 6

Spritzt man das Insulin zu rasch, d. h. mit starkem Druck ein (oder benutzt man eine sehr dünne Nadel, was den gleichen Effekt hat), ist die Injektion viel schmerzhafter als wenn das Insulin gleichmäßig-langsam in das Gewebe eindringt.

Um in den Muskel zu spritzen wird die Haut durch Auseinanderspreizen zwischen Zeigefinger und Daumen gespannt und dann die Nadel senkrecht eingestochen. Die Nadel soll etwa $^1/_2$ cm länger sein, als das Unterhautfettgewebe dick ist. Alles andere verläuft wie oben angegeben.

Solange keine Lipodystrophien bestehen, kann man beide Injektionsarten benützen (wobei die Injektion unter das Fettgewebe an mehr Stellen ausgeführt werden kann als die Injektion in den Muskel).

Wird ein Muskel – z. B. aus Angst – bei der Injektion angespannt, werden Einstich und Einspritzen mehr schmerzen, als wenn in einen völlig entspannten Muskel gespritzt wird. Deshalb ist es zweckmäßig, das Kind beim Spritzen sitzen oder liegen zu lassen.

Manche Diabetiker, besonders Kinder, ziehen es vor, zuerst die

Nadel einzustechen und erst dann die Spritze aufzusetzen, eine Methode, die durchaus möglich ist.
Injektionsautomaten ermöglichen es dem Diabetiker, sich auch an sonst für ihn schwer zugänglichen Stellen selbst zu spritzen, stellen im übrigen aber keinen großen Vorteil gegenüber den herkömmlichen Spritzen dar.

g) Ort der Injektion

Die Abb. 7 zeigt die gebräuchlichsten Injektionsstellen. Wichtig ist dabei, daß der *Ort* der Injektion *systematisch* und *so oft wie möglich* gewechselt wird. Es ist zweckmäßig, sich hierfür eine Art „Kalen-

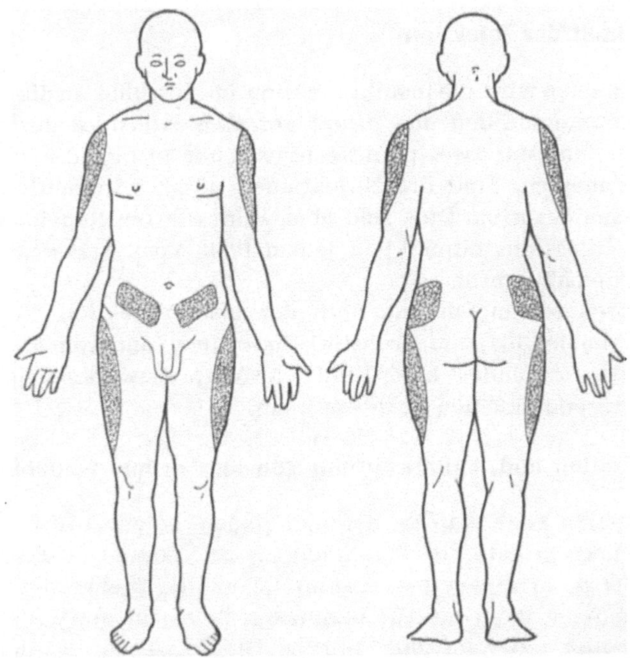

Abb. 7: Für die Insulininjektion geeignete Körperregionen

der" zu machen, z. B. Montag rechter Oberarm, Dienstag linker Oberarm, Mittwoch Gesäß rechts, Donnerstag Gesäß links, Freitag rechter Oberschenkel, Samstag linker Oberschenkel, Sonntag Bauchhaut. Aber auch innerhalb des einzelnen Injektionsgebietes soll nach einem bestimmten Plan, z. B. im Uhrzeigersinn, die Injektions-

stelle gewechselt werden. Sind aus irgendeinem Grunde noch weitere Injektionsstellen erforderlich, kann man auch unter das Fettgewebe der Unterarm-Außenseite, der Gegend zwischen und unter den Schulterblättern und evtl. unter die Brusthaut spritzen.
Die *günstigste* Stelle für die Injektion in den Muskel ist die Außenseite des Oberschenkels, dort, „wo der General seine Streifen hat".
Bricht einmal eine Nadel ab und kann der in der Haut steckende Teil nicht mit Leichtigkeit herausgezogen werden, muß sofort mit einem Stift ein kleiner Kreis um die Injektionsstelle gemacht und der betreffende Muskel völlig ruhig gestellt werden, damit die Nadel nicht verrutscht und unauffindbar wird, bevor sie durch den Arzt entfernt wird.

h) Zeitpunkt der Injektion

Im allgemeinen wird die Insulininjektion im Anschluß an die morgendliche Urinuntersuchung und *direkt vor dem Frühstück* durchgeführt. Bei Einstellung auf zwei tägliche Injektionen erfolgt die zweite vor dem Abendessen. Sind drei Injektionen nötig, wird auch vor dem Mittagessen gespritzt. Dies sind aber keine starren Regeln, vielmehr muß der Injektionszeitpunkt in jedem Falle vom Arzt den Verhältnissen angepaßt werden.
Die verbreitete Empfehlung, nach der Insulininjektion 20 Minuten oder gar länger bis zum Frühstück bzw. einer anderen Mahlzeit zu warten, ist – zumindest beim Kind – insofern unzweckmäßig, als man dadurch Hypoglykämien auslösen kann.

i) Sterilisation und Aufbewahrung von Spritze und Nadeln

Am sichersten kann man Spritze und Nadeln keimfrei machen, wenn man sie nach *gründlicher Reinigung* für 20 Minuten in destilliertem Wasser (z. B. in einem ins Wasser gehängten Sieb) auskocht. Die Nadeln müssen dann bis zur Benutzung in einem ebenfalls sterilen Nadelbehälter (oder in einer sterilen Glasschale auf sterilem Mull) aufbewahrt werden, während die Spritze bei trockener Aufbewahrung in einem sterilen Spritzenbehälter und bei sauberer Handhabung 8–14 Tage ohne Auskochen benutzt werden kann.
Verbreitet ist auch die Aufbewahrung von Spritze und Nadeln in sterilem Alkohol. Man verwendet dazu 96 % *Aethylalkohol* (da dieser rascher verdunstet als niederprozentiger Alkohol oder Isopropylalkohol und somit die Gefahr einer Veränderung des Insulins durch

Alkoholreste in Spritze und Nadeln geringer ist). Man gibt die jeweils vorgeschriebene Alkoholmenge in den Spritzen- bzw. Nadelbehälter, nach der Injektion werden Spritze und Nadel mit einer kleinen Menge Alkohol durchgespritzt und in den Behälter gesteckt. Vor dem Aufziehen des Insulins müssen beide dann kräftig mit Luft durchgespritzt werden, damit alle Alkoholreste verschwinden.
Sehr empfehlenswert ist eine Kombination der beiden Methoden in der Weise, daß Nadel und Spritze nach Gebrauch mit Alkohol durchgespritzt und dann in einem Behälter *trocken* aufbewahrt werden. Aber auch hier müssen Spritze und Nadeln alle 4–6 Wochen gründlich gereinigt und in destilliertem Wasser ausgekocht werden.

k) Das Behandlungsheft

Es ist ein äußerst wichtiges Dokument, das dem Arzt einen guten Einblick in die Stoffwechselsituation des vorhergegangenen Zeitraumes gibt und es ihm ermöglicht, Kind und Eltern auf Behandlungsfehler aufmerksam zu machen sowie Verbesserungsvorschläge für die nächste Zeit zu geben. Es muß deshalb gewissenhaft und *ehrlich* geführt werden. Wird einmal aus Nachlässigkeit oder aus zwingenden Gründen eine Untersuchung nicht durchgeführt, läßt man die entsprechende Spalte frei und wird unter keinen Umständen irgendein erfundenes Ergebnis eintragen! Damit schadet man nur sich selbst, da dadurch jede Beratung wertlos wird.
Folgendes wird im Behandlungsheft vermerkt:

- Die morgens verabreichte Insulindosis und -art
- zu anderen Tageszeiten, z. B. abends, regelmäßig erforderliche Insulingaben
- das Ergebnis der drei täglichen Urinuntersuchungen auf Zucker und Azeton (zuerst der Befund vom Mittag, dann vom Abend, schließlich vom nächsten Morgen)
- besondere Vorkommnisse im Laufe des Tages (ggf. unter Angabe der Uhrzeit) wie: Verlust von Insulin beim Spritzen, zusätzliche Insulingaben, zusätzliche Urinuntersuchungen, starker Durst, große Harnausscheidungen, Erbrechen, Heißhunger oder sonstige Unterzuckerzeichen
- ärztliche Untersuchungen und Beratungen
- Krankheiten und ihre Hauptanzeichen (Temperatur, Durchfall etc.)
- Ausflüge und sonstige körperliche Belastungen größeren Ausmaßes
- zweckmäßigerweise wird in diesem Heft monatlich das Gewicht,

alle 6 Monate die Größe, sowie das Ergebnis von Kontrolluntersuchungen eingetragen.

März	Insulin		Mittag		Abend		n. Morgen		Besonderes
1965	Alt-I.	ZPI	Z	A	Z	A	Z	A	
1.	20	10	++	Ø	Ø	Ø	+	Ø	Gewicht 26.2, Größe 125 cm
2.	20	10	(+)	Ø	+	Ø	(+)	Ø	Eiweiß i. Urin Ø
3.	20	10	Ø	Ø	+	Ø	++	Ø	
4.	20	10	++	Ø	+	Ø	++	Ø	
5.	20	10	+	Ø	Ø	Ø	+	Ø	24-Std.-Urin 950 ccm
6.	20	10	+++	Ø	++	Ø	++	Ø	
7.	20	10	+++	Ø	++	Ø	+++	Ø	
8.	22	10	++++	Ø	+++	Ø	+++	Ø	
9.	22	10	+++	Ø	++++	Ø	+++	Ø	
10.	24	10	++	Ø	++++	Ø	++	Ø	Schnupfen
11.	24	10	++++	Ø	+++	Ø	++++	Ø	nachts 3mal aufgestanden
12.	24	12	+++	Ø	+++	Ø	+++	Ø	leichter Husten
13.	26	12	++	Ø	++	Ø	++	Ø	nachts 2mal Wasserlassen und Durst
14.	26	12	++	Ø	+	Ø	+++	Ø	
15.	26	12	Ø	Ø	Ø	(+)	++++	++	um 12 Uhr Heißhunger, nachts Erbrechen
16.	24	12	++++	++	++++	Ø	+++	Ø	12 Uhr 6 E Altinsulin, starker Schnupfen
17.	26	12	+++	Ø	+++	Ø	++++	Ø	morgens 37.5, abends 37.7, Schnupfen besser
18.	26	14	++	Ø	+++	Ø	++	Ø	Temp. 7 Uhr 36.5, abends 37.0
19.	26	14	Ø	Ø	Ø	Ø	Ø	Ø	10 und 16 Uhr Hunger und Schwitzen
20.	24	12	Ø	Ø	+	Ø	(+)	Ø	
21.	22	12	+	Ø	++	Ø	(+)	Ø	
22.	22	10	+	Ø	++	Ø	++++	(+)	Insulin verspritzt (ca. 4 E)
23.	22	10	+++	Ø	+	Ø	++	Ø	
24.	22	10	+	Ø	(+)	Ø	++	Ø	Tuberkulinprobe Ø
25.	22	10	Ø	Ø	+	Ø	++	Ø	
26.	20	10	++	Ø	+	Ø	+	Ø	
27.	20	10	(+)	Ø	++	Ø	+++	Ø	
28.	20	10	+	Ø	+	Ø	++	Ø	
29.	20	10	++	Ø	+	Ø	+	Ø	
30.	20	10	(+)	Ø	+	Ø	+	Ø	

Abb. 8. Auszug aus einem Behandlungsheft. Das Beispiel zeigt, wie wegen einer leichten Grippe die Insulindosis öfters geändert werden muß. Die Behandlung erfolgt mit einer Mischung von Altinsulin und Zink-Protamin-Insulin (siehe S. 27), die morgens verabreicht wird.

Z = Zucker (Ø = negativ, + = $^1/_2$ %, ++ = $^3/_4$ %, +++ = 1 %, ++++ = über 2 %)

A = Azeton (Ø = negativ, (+) = schwach, + = mittel, ++ = stark)

i) Was brauche ich alles für die Insulinbehandlung?

1. Insulin:
   - 2 bis 3 Fläschchen des Insulins oder der Insuline, die für die tägliche Insulinspritzung verordnet sind
   - Ein Fläschchen Altinsulin bzw. Aktrapid, damit beim Auftreten von Azeton und starkem Zucker die auf S. 31 beschriebenen Gegenmaßnahmen unverzüglich ergriffen werden können.
2. Für Injektion, Sterilisation und Aufbewahrung:
   - 1 Insulinspritze (40 Einheiten = 1 ccm) zu – je nach erforderlicher Insulinmenge – 1 ccm oder 2 ccm. Keine Spritzen mit doppelter Meßskala (Verwechslungsgefahr!)
   - 1 Reservespritze oder Reservezylinder
   - 6 bis 12 Nadeln zur Injektion, deren Länge von der Stärke des Fettpolsters abhängt. Meist genügen Nadeln von 1 cm Länge. Langgeschliffene Nadeln, da diese einen geringeren Einstichschmerz verursachen. Häufig schleifen bzw. durch neue ersetzen
   - 2 dickere kurze Nadeln zum Aufziehen des Insulins
   - 1 Packung sterile Watte oder Zellstoff
   - 1 Fläschchen zu 100 ccm mit sterilem 96%igem Alkohol für Desinfektion der Haut, Reinigung und Aufbewahrung von Spritze und Nadeln. Eventuell auch Hoffmannstropfen
   - Behälter für die Aufbewahrung von Spritze und Nadeln[1]
   - 1 kleiner Topf zum Auskochen von Spritze und Nadeln
   - 1 bis 2 Liter destilliertes Wasser (notfalls Destillationswasser aus dem Eisschrank). Leitungswasser verdirbt die Spritzen!
3. Für die Urinuntersuchungen:
   - ein Meßzylinder zu 1 Liter, bei dem ein Teilstrich höchstens 50 ccm entspricht (Haushaltsmeßzylinder aus Plastik sind am preiswertesten!)
   - eine *Besteckpackung* Clinitest
   - eine *Auffüllpackung* Clinitest mit 36 bzw. 100 Tabletten
   - eine Packung Acetest.

---

[1] Ein zweckmäßig zusammengestelltes, kleines und leichtes Taschenbesteck mit allen für die Insulininjektion und Aufbewahrung von Spritze und Nadeln nötigen Utensilien stellt die Firma Aesculap (Tuttlingen) unter der Bezeichnung „Diabetiker-Besteck Modell München" (S 3 310) her. Es enthält eine der auf S. 44 empfohlenen Spritzen zu 40 oder 80 Einheiten mit Ersatzzylinder, zwei Nadeln, einen Spritzen- und Nadelbehälter, ein Watteschächtelchen und ein Alkoholfläschchen sowie Raum für zwei Insulinfläschchen.

4. Für den Fall einer Hypoglykämie:
   - einige Stückchen Zucker, die man stets bei sich führen muß. Am besten ist es, in jedem Anzug, in jeder Handtasche usw. einige Zuckerstückchen in einer Schachtel oder Plastiktüte vorrätig zu halten.
   - drei Spritzampullen Glukagon (Novo) zu 1 mg
   - fünf Ampullen zu 20 ccm mit 25 % Traubenzuckerlösung
   - eine Einmalspritze zu 20 ccm
   - drei Einmalkanülen Nr. 1
   - ein Klistierballon
   - drei Fläschchen zu 100 ccm, in die vom Apotheker

     Glukose 15,0 g

     NaCl 0,9 g

     eingewogen und die dicht verschlossen sind.
5. Das Behandlungsheft.

Häufige Fehler und Schwierigkeiten bei der Behandlung

Da wir die nötige Insulindosis niemals ganz genau voraussagen können, machen wir immer wieder Dosierungsfehler. Gegen diese ist man zum Teil machtlos.
Daneben gibt es auch *vermeidbare* Fehler, die gerade zu Beginn des Diabetes häufig vorkommen und den Erfolg der Behandlung beeinträchtigen. Diese Fehler müssen wir kennen, um sie zu vermeiden. Einige sollen genannt sein:

a) „Technische" Fehlerquellen

Insulin:

- Falsche Insulinart gekauft (Verwechslung von Insulin Novo und Insulin Novolente oder von Depotinsulin Hoechst und Depotinsulin Horm usw.)
- Falsche Insulin*konzentration* gekauft (z. B. im Ausland 20 Einheiten pro ccm, oder die für Ausnahmefälle nötige Konzentration von 80 Einheiten pro ccm)
- Ein trübes Insulin (Rapitard, Novolente usw.) welches vor dem Aufziehen nicht gut geschüttelt oder nach dem Aufziehen länger als eine Minute in der Spritze gelassen wurde, so daß sich die Insulinteilchen absetzten

- Außerhalb des Kühlschrankes verwahrtes Insulin (z. B. beim Camping) kann von seiner Wirkung verlieren. Das nächste, neugekaufte Insulin wirkt dann stärker und kann zur Hypoglykämie führen
- Verfallsdatum des Insulins (auf dem Fläschchen aufgedruckt) übersehen
- Beim Mischen von Alt- und Depotinsulin versehentlich zuerst das Depotinsulin aufgezogen (kleine Mengen Depotinsulin gelangen beim Mischen in das Altinsulinfläschchen, die Altinsulinwirkung wird dadurch verzögert und tritt im Notfall nicht schnell genug ein)
- Man muß wegen starker Azetonbildung (Grippe etc.) Altinsulin nachspritzen und hat keines zu Hause.

Spritze und Injektion:

- Man hat eine Insulinspritze mit mehreren Meßskalen und liest auf der falschen Seite ab, so daß das Kind die doppelte oder halbe Insulindosis bekommt
- Die Insulinspritze zerbricht und man hat keine Ersatzspritze zu Hause (verhängnisvoll auf Reisen, am Sonntag etc.)
- Die Hände werden vor dem Spritzen nicht gründlich gewaschen oder die Nadel wird mit den Händen berührt, so daß Keime in das Gewebe eingeschleppt werden, die zu Abszessen führen
- Das Insulin wird nicht *unter*, sondern *in* das Unterhautfettgewebe gespritzt, so daß Lipodystrophien auftreten
- Das Insulin wird in Lipodystrophien hineingespritzt und dadurch ungleichmäßig aufgenommen
- Der Ort der Insulininjektion wird nicht täglich gewechselt; Gefahr von Lipodystrophien!

Hypoglykämien:

- Das Kind geht ohne Zuckerstückchen aus dem Hause, bekommt plötzlich Heißhunger und einen Schweißausbruch und liegt, da kein Zucker zur Hand ist, nach wenigen Minuten bewußtlos am Boden
- Wir finden morgens das Kind hypoglykämisch im Bett. Es kann nicht mehr schlucken. Wir haben kein Glukagon, finden zunächst keinen Arzt (und wenn er kommt, hat er vielleicht keine Zuckerlösung bei sich oder die Spritze fällt ihm zu Boden und zerbricht) und ein Klistierballon für den Zuckereinlauf ist auch nicht da. Wer dies einmal erlebt hat, wird stets alle auf S. 54 angeführten Dinge griffbereit verwahren.

Urinuntersuchung:

- Das Kind hat starken Durst, viel Urin und Azeton, aber keinen Zucker im Urin. Sofort sind die Untersuchungsreagenzien zu überprüfen (Clinitest muß mit Orangensaft oder einer Traubenzuckerlösung stark reagieren!)
- Wenn das Clinitest-Fläschchen nicht immer *sofort fest* verschlossen wird, verderben die Tabletten (werden bläulich bis blau) und geben kein verwertbares Resultat
- Bei starker Zuckerausscheidung verfärbt sich der Urin bei der Clinitest-Untersuchung oft nur *für einen Augenblick* gelb-orange (= ++++) und schlägt dann in ein schmutziges grün-braun zurück (= ××××) das mit ++ oder +++ verwechselt werden kann
- Ganz vereinzelt kommt es sogar vor, daß die Urinuntersuchung mit Clinitest scheinbar ++ oder +++ ergibt, zugleich aber sehr starker Durst und eine große Urinausscheidung vorliegt, so daß man Zweifel an diesem Ergebnis hat. Da wir aber wissen, daß bei starker Zuckerkonzentration im Urin die Farbe „zurückschlagen", d. h. eine niedrigere Konzentration vortäuschen kann und da in diesem Falle die gelborange Farbe zwar meist, aber *keinesfalls immer* zwischendurch erscheint, machen wir folgende Kontrolle: Wir wiederholen die Untersuchung, nehmen aber anstatt fünf Tropfen Urin nur einen Tropfen Urin zu den 14 Tropfen Wasser, haben also eine fünffache Verdünnung des Urins, so daß man eigentlich nur noch (+) oder + Zucker bekommen dürfte. Ist aber trotz Verdünnung das Ergebnis +++ oder ++++, liegt eine sehr hohe Zuckerkonzentration (weit über 2 ‰) vor
- Im Tropfenzähler sind vor dem Aufziehen des Urins Wasserreste und verdünnen den Urin, so daß wir ein falsches Ergebnis bekommen. Ist der Tropfenzähler nicht völlig trocken, müssen wir deshalb ein paarmal Urin aufziehen und wieder ausspritzen, bevor wir den Urin zur Untersuchung entnehmen. Genauso werden wir den Tropfenzähler erst ein paarmal mit Wasser durchspritzen, bevor wir das Wasser aufziehen
- Im Reagenzglas des Clinitest-Besteckes befinden sich noch einige Tropfen Wasser von der vorhergehenden Untersuchung und verdünnen den Urin. Deshalb das Reagenzglas nach dem Ausspülen stets „auf dem Kopf" in den Ständer stellen und vor Gebrauch prüfen, ob es trocken ist.

b) Fehlerquellen bei der Insulindosierung

- Das Kind erbricht, hat Durchfall, will nichts essen. Keinesfalls das Insulin weglassen, da sonst eine schwere Stoffwechselentgleisung auftreten kann. Je nach Ausfall der Urinuntersuchung kann man aber die Insulindosis senken oder steigern! Siehe S. 43
- Das Kind hat Brechreiz, im Urin Zucker ++++, aber weder Durst noch große Urinmengen. Nicht gleich Insulin nachspritzen, sondern zunächst an eine *Hypoglykämie* denken (die nächste Urinportion – die dann oft lange auf sich warten läßt – ist in diesem Falle meist zuckerfrei). Der Urin sammelt sich längere Zeit in der Harnblase und gibt den „Durchschnittswert" des ganzen vorhergehenden Zeitraumes an. Im Zweifelsfall immer Zucker zuführen (gezuckerter Orangensaft in kleinen Schlucken, Coca-Cola in kleinen Portionen geht meist auch bei Brechreiz)
- Nicht zu einseitig sich auf den Urin*zucker* verlassen, immer auch die Urin*menge* berücksichtigen! Haben wir bei der Untersuchung Zucker ++++, aber nur wenig Urin und keinen Durst, so muß an eine Insulin-*Über*dosierung mit starken Blutzuckerschwankungen gedacht werden
- Finden wir tageweise *keinen* Zucker im Urin, dann anschließend wieder für zwei bis drei Tage Zucker ++++, nicht sofort die Dosis erhöhen, da auch hier vielleicht Gegenregulationen gegen leichte und unbemerkte Hypoglykämien (Folge von *zuviel* Insulin) vorliegen. Lieber Geduld haben! Wenn dann der Urin wieder für einen oder fast einen ganzen Tag zuckerfrei ist, die Dosis *senken.* Solange nicht Durst, viel Urin und evtl. Azeton auftreten, können wir mit dem *Steigern* ruhig drei bis vier Tage zuwarten. Gegenregulationen gegen eine Insulinüberdosierung sind viel häufiger, als man annimmt
- Finden wir den Tag über keinen Zucker im Urin, aber morgens ++++ (evtl. sogar mit Azeton), kann das nicht nur eine zu schwache Insulinwirkung in der Nacht, sondern auch die Antwort (Gegenregulation) auf eine *zu starke* Insulinwirkung am Tag sein. Insulindosis senken, bis wir mittags und abends wenigstens eine Spur Zucker finden. Dann entscheiden, ob man das Nachtinsulin verstärken muß oder nicht
- Stets im Behandlungsheft vermerken, ob nachts Urin gelassen wurde. In diesem Falle sagt ein zuckerfreier Urin am Morgen nur, daß *seit dem letzten Wasserlassen* der Blutzucker unter der Nieren-

schwelle (etwa 180 mg%) lag und nicht, wie hoch er im ersten Teil der Nacht war. Ist dagegen morgens der gesamte Nachturin in der Harnblase, können wir bei negativem Befund sagen, daß der Blutzucker die ganze Nacht niedrig war und wir die Insulindosis verringern können

- Hat das Kind eine leichte oder schwere *Hypoglykämie,* bei der Festsetzung der Insulindosis nicht auf den Urinbefund verlassen, sondern in jedem Falle, selbst bei starker Zuckerausscheidung, die Insulindosis *senken* (Gegenregulationen!). Lieber im Laufe des Tages bei Bedarf eine kleine Menge Altinsulin nachspritzen
- Wer sich an die gefährliche Regel hält, zwischen Insulinspritze und Frühstück 20 Minuten zu warten, darf sich nicht beklagen, wenn kurz vor dem Frühstück eine Hypoglykämie auftritt
- Nicht auf *einer* Spritze beharren, wenn damit eine zufriedenstellende Einstellung nicht gelingt, sondern entweder durch zusätzliches Spritzen von Altinsulin zur Zeit des ungedeckten Insulinbedarfes oder durch Übergang auf zwei kürzerwirkende Insuline die Insulinanpassung geschmeidiger gestalten.

c) Erziehungsfehler

Wer sich mit diabetischen Kindern beschäftigt und sie in Kontrolle hält, kennt den starken Einfluß psychischer Faktoren auf den Behandlungserfolg. Sehr wichtig ist vor allem das Verhältnis, das ein Kind zu seinem Diabetes bekommt. Dieses ist weitgehend davon abhängig, ob und wie die Eltern ihrem Kinde bei der „Auseinandersetzung" mit seiner Erkrankung helfen.

Erste und wichtigste Forderung ist, daß alles, was mit dem Diabetes, seiner Überwachung und seiner Behandlung zusammenhängt, dem Kind selbstverständlich wird. So selbstverständlich wie das Zähneputzen muß die Spritze am Morgen sein, so selbstverständlich wie das Händewaschen vor dem Essen die Urinuntersuchung vor den Hauptmahlzeiten. Die notwendigen Dinge werden gemacht, aber ohne viel Diskussion, ohne Schimpfen, ohne „etwas daraus zu machen".

Die zweite Forderung ist, daß das Kind seinem Alter entsprechend die Behandlung selbst erlernt. Das ist zwar eine gewisse Belastung für das Kind; psychisch labile Kinder werden dies mehr empfinden als robuste. Aber ist es mit den Hausaufgaben für die Schule etwas anderes? Beides muß gelernt werden, weil beides für das Leben wichtig ist. Ohne Schulwissen kann man lange leben, nicht aber ohne eine sorgfältige Insulinbehandlung.

Sehr schädlich ist es, wenn Kind und Eltern „nur noch für die Krankheit leben", d. h. wenn durch übergroße Fürsorge das Leben des Kindes im Schatten des Diabetes steht. Eine solche Haltung wirkt wie ein „Verstärker" auf alle von außen kommenden Störungen und vergrößert ihre schädliche Auswirkung auf den Stoffwechsel.
Umgekehrt darf das Kind nicht zur Nachlässigkeit dem Diabetes gegenüber verleitet werden. Selbst wenn bei zu hohem Blutzucker *für den Augenblick* ein gewisses Maß an Wohlbefinden erhalten bleiben kann, sind die Dauerfolgen einer schlechten Stoffwechselführung schlimm (und, wenn sie einmal aufgetreten sind, unwiderruflich!).

Kontrolluntersuchungen beim Arzt

Sobald bei dem frisch an Diabetes erkrankten Kind der erste Behandlungsabschnitt (während eines kurzen Aufenthaltes in einem Kinderkrankenhaus oder ambulant in einer speziellen Beratungsstelle für jugendliche Diabetiker) abgeschlossen ist und „die Behandlung läuft", muß in bestimmten Abständen eine ärztliche Kontrolle durchgeführt werden. Es ist zweckmäßig, wenn zu diesen Kontrollen *beide* Eltern und das Kind kommen, damit die vom Arzt festgestellten Behandlungs*fehler* und seine Behandlungs*vorschläge* allen an der Behandlung Beteiligten bekannt werden. Immer muß als wichtigste Unterlage das Behandlungsheft mitgebracht werden.
Die Abstände zwischen den Kontrolluntersuchungen legt der Arzt fest. Bei jeder Besonderheit oder Unklarheit aber müssen sich die Eltern – unabhängig vom vereinbarten Termin – mit ihm in Verbindung setzen.
Länger als drei Monate sollen die ärztlichen Kontrollen nicht auseinander liegen, da sonst Fehler der Behandlung zu lange nicht korrigiert werden. In schwierigen Situationen, vor allem auch in der ersten Zeit der Erkrankung, wenn die Eltern noch nicht genug Erfahrung haben, ist unter Umständen alle 8 bis 14 Tage eine Kontrolle nötig.

Man sollte sich folgendes zur Regel machen:

- *Mindestens einmal monatlich* Messung der Urinmenge in drei Portionen
- Mindestens alle drei Monate Kontrollberatung beim Kinderdiabetologen

- *Alle sechs Monate* werden Größe und Gewicht gemessen, ferner erfolgt die Untersuchung des Urins auf Eiweiß und im Mikroskop und die Kontrolle der Zähne beim Zahnarzt
- Einmal jährlich eine Tuberkulinprobe, Blutdruckmessung, Untersuchung des Augenhintergrundes, Blutzuckertagesprofil, Untersuchung der Augenbindehautgefässe mit einem Konjunktivalmikroskop.

Die Ernährung

Mahlzeiten

Würde auf unseren Garten (Abb. 1) an *einem* Tage die ganze für einen Monat nötige Wassermenge als Platzregen niedergehen, käme es zu Überschwemmung und Verwüstung. Für die restlichen 29 Tage müßte dann das notwendige Wasser mühsam aus dem Grundwasser wieder heraufgepumpt werden.
Führt man dem diabetischen Kind die Nahrung auf wenige große Mahlzeiten verteilt zu, so wird der Blutzucker nach diesen großen Mahlzeiten stärker ansteigen (und zu einem stärkeren Zuckerverlust durch die Nieren führen!), als wenn die gleiche Menge an Nährstoffen auf kleine Portionen aufgeteilt wird.
Man gibt also nicht nur drei Hauptmahlzeiten, sondern zusätzlich ein zweites Frühstück, Nachmittags-„Kaffee" und eine kleine Spätmahlzeit vor dem Schlafengehen.

Nahrungsmenge

Das Kind braucht eine von Tag zu Tag verschieden große Nahrungsmenge. Erhält es – ohne Berücksichtigung der Bedarfsschwankungen – täglich die gleiche Menge, so ist der Körper zu dauerndem Ausgleichen gezwungen: An einem Tag muß er den Nahrungsüberschuß ablagern, an einem anderen Tag die fehlende Nahrungsmenge aus den Reserven ergänzen.
Wir haben den Appetit, damit er die Nahrungszufuhr dem Bedarf entsprechend regelt, wir dürfen uns auf ihn verlassen.
Wird die Nahrung einigermaßen gleichmäßig auf die verschiedenen Mahlzeiten verteilt, und sind Größe und Gewicht altersentsprechend, so ist die Nahrungsmenge richtig und man kann sich das Abwiegen ersparen.
Man darf den gesunden Appetit allerdings nicht mit einer ungesunden *Eßlust* verwechseln, die sich auf Lieblingsspeisen beschränkt und zu *„Freßorgien"* führt. Hier muß man – wie auch beim nichtdiabetischen Kind – durch Regelung der Nahrungszufuhr das Körpergewicht in normaler Höhe halten und das Kind zu einer vernünftigen Ernährungsweise erziehen.
Eine strikte Eßdisziplin ist ein wichtiger Teil der Behandlung!

Nahrungsstoffe

Eine gesunde Ernährung setzt sich aus verschiedenen Grundstoffen zusammen. Sie enthält die *Kohlenhydrate,* Stoffe, die im Darm in Zucker umgewandelt werden und vor allem als „Brennstoff" für die Zellen dienen, sodann die *Fette,* die als Vitaminträger eine gewisse Bedeutung haben und in erster Linie als „Brennstoff*reserve*" wichtig sind. Die dritte große Nährstoffgruppe sind die *Eiweiße,* die als Bausteine für den Körper unentbehrlich sind. Schließlich benötigen wir für ein normales Funktionieren der Lebensvorgänge kleine bis kleinste Mengen bestimmter Stoffe wie Mineralien, Vitamine u. a.

a) Kohlenhydrate

Sie finden sich vor allem in Brot, Teigwaren, Kartoffeln, Reis, Obst, in vielen Gemüsen und anderen Nahrungsmitteln. Da unsere Körperzellen pausenlos Zucker verbrennen, muß die Nahrung kohlenhydrat*reich* sein. Aber die verschiedenen Kohlenhydrate sind nicht alle gleich geeignet für das diabetische Kind.

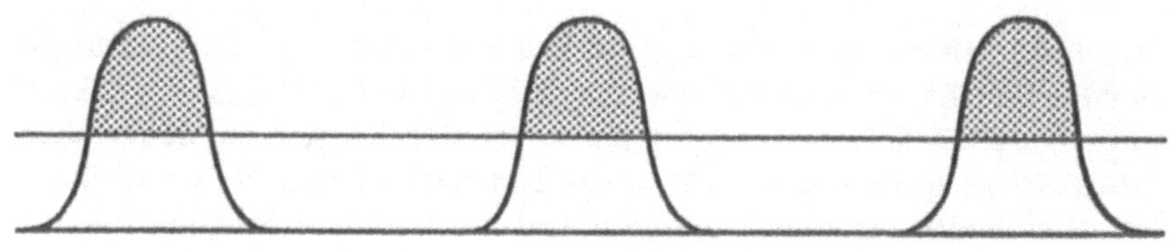

Abb. 9

Stellen wir uns vor, wir würden den ganzen Kohlenhydratbedarf – auf drei Mahlzeiten verteilt – in Form von reinem Zucker geben. Da der reine Zucker sehr rasch durch die Darmwand in den Blutkreislauf gelangt, hätten wir dann dreimal am Tag einen starken, aber kurzen Blutzuckeranstieg (mit Verlust einer größeren Zuckermenge im Urin), und in der Zwischenzeit müßte die Leber die ganze Versorgung des Körpers mit dem nötigen Zucker übernehmen (siehe Abb. 9).

Gäben wir die gleiche Zuckermenge auf sechs Mahlzeiten verteilt, würde das Bild schon etwas schöner aussehen, wir hätten nämlich jetzt sechs kleinere Zuckeranstiege mit geringerem Zuckerverlust,

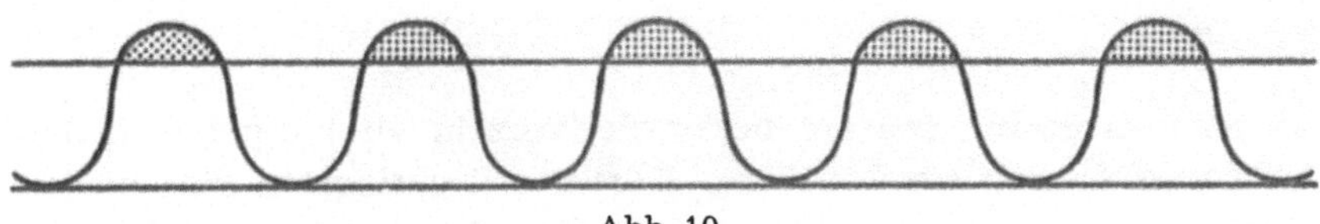

Abb. 10

kürzeren Zwischenzeiten, und damit einer geringeren Leberbelastung (siehe Abb. 10).

Nehmen wir aber an Stelle des reinen Zuckers Kohlenhydrate, die im Darm *langsam* verdaut werden, so daß der daraus entstehende Zucker auch nur *langsam* in den Blutkreislauf übertreten kann, und verteilen wir sie wiederum auf sechs Mahlzeiten, so bekommen wir einen anhaltenden und ziemlich gleichmäßigen Zuckerstrom aus dem Darm in die Gewebe und vermeiden stärkere Blutzuckeranstiege nach den Mahlzeiten (siehe Abb. 11).

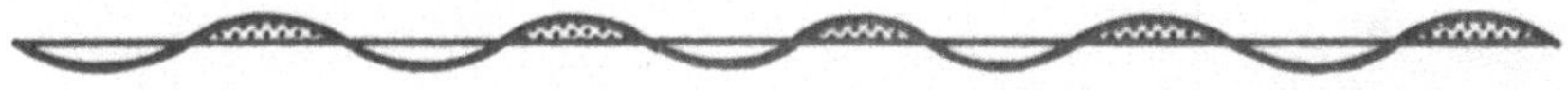

Abb. 11

Welche Kohlenhydrate sind nun als Nahrungsstoffe geeignet? Vollkornbrot ist besser als Weißbrot, Salzkartoffel besser als Kartoffelbrei, Gemüse besser als Obstsaft, Haferflocken besser als Gries, dunkles Mehl besser als stark ausgemahlenes weißes Mehl usw. Aber man darf keine zu starren Regeln aufstellen, denn die Erfahrung zeigt, daß das eine Kind z. B. auf eine Banane mit einer starken Zuckerausscheidung reagiert und ihm ein Stück Biskuittorte garnichts ausmacht, während bei einem anderen Kind alles wieder anders ist. Auch hier muß jeder seine eigenen Erfahrungen machen und eben diejenigen Kohlenhydrate vermeiden, die zu einer stärkeren Zuckerausscheidung führen.

Reiner Zucker, vor allem außerhalb der Mahlzeiten, ist für das diabetische Kind kein „Nahrungsstoff", sondern ein „Medikament" im Falle von Hypoglykämien! Demgegenüber wird der Fruchtzucker (vorwiegend enthalten in Äpfeln, Birnen, Stachelbeeren, Kirschen, schwarzen Johannisbeeren, Preiselbeeren oder in reiner Form im Laevoral) in den Zellen der Darmwand und der Leber erst in Traubenzucker umgewandelt und führt so zu einem langsamen Blutzuckeranstieg.

b) Fette

Da man annimmt, daß ein hoher Fettverzehr zu Blutgefäßschäden führt und da man weiß, daß der Körper mit geringsten Fettmengen auskommt (in fast allen Nahrungsstoffen findet sich ohnehin eine kleine Menge „unsichtbares" Fett), sollte die Nahrung so *fettarm wie möglich* sein (Grillpfanne!). Und wenn man Fett nimmt, soll es reich an ungesättigten Fettsäuren sein (z. B. Vitaquell-Pflanzenmargarine, Mazola-Öl usw.). Schokolade, *auch Diabetikerschokolade,* enthält viel (und manchmal recht altes) Fett und *sollte vermieden werden.*
Besonders wichtig ist eine fettarme oder sogar fettfreie Kost beim Auftreten von Azeton. Hier muß vielmehr besonders kohlenhydratreich ernährt werden (Haferflocken, Reis usw.).

c) Eiweiß

Der menschliche Organismus besteht zu einem wesentlichen Teil aus Eiweißstoffen. Da beim Kind der Körper noch im Aufbau begriffen ist, muß es viel Eiweiß erhalten. Eiweiß findet sich in Fleisch, Fisch, Eiern, Milchprodukten und in manchen Hülsenfrüchten (deren Eiweiß allerdings nicht so hochwertig ist wie das tierische Eiweiß) sowie in Spuren in den meisten Lebensmitteln.
Gibt man die ganze Eiweißration auf einmal, wird allerdings nur ein kleiner Teil des verzehrten Eiweißes in Körpersubstanz umgewandelt; der Rest wird z. T. in Zucker verwandelt bzw. als Fett abgelagert. Deshalb soll auch das Eiweiß in kleinen Portionen auf die verschiedenen Mahlzeiten verteilt werden. Zum Beispiel morgens Milch im Kaffee, vormittags ein Käsebrot, mittags mageres Fleisch oder magerer Fisch, abends eine Quark- oder Eierspeise usw.
„Einmal am Tag Eiweiß macht fett, fünfmal am Tag Eiweiß macht muskulös!"

d) Vitamine, Mineralien usw.

Sie finden sich in einer ausgewogenen Kost in ausreichender Menge und brauchen normalerweise nicht zusätzlich verabreicht zu werden. Eine Ausnahme macht vielleicht das Vitamin D, das während der Wintermonate – besonders bei Großstadtkindern – gesondert zugeführt werden sollte, am besten als Multivitamin (z. B. Omnival oder Viliquid).

Besonders vitaminreich sind folgende Nahrungsmittel:

Vitamin A: viele rote Früchte, besonders Paprikaschoten, Tomaten, Karotten, Hagebutten

Vitamin B: Hefe, Getreidekeimlinge (Vollkornbrot!), tierische Innereien

Vitamin C: grüne Früchte und Gemüse, Sanddorn, frisches Obst. (Beim Obst muß allerdings darauf geachtet werden, daß es nicht zu viel Traubenzucker enthält.) Orangen sind sehr vitaminreich, enthalten allerdings auch relativ viel Zucker. Also auch hier: Häufige kleine Mengen sind besser als seltene große Portionen

Vitamin D: Fisch, Milch, Leber.

e) Getränke

Es wäre nicht nur grausam, sondern auch gefährlich, wenn das diabetische Kind seinen Durst (starker Durst ist meist ein Zeichen von Insulinmangel und hohem Blutzucker!) nicht im nötigen Umfang stillen dürfte. Denn die Nieren scheiden den Zucker ja nicht in trockener Form, sondern in Wasser gelöst aus. Wird die ausgeschiedene, mitunter sehr große Flüssigkeitsmenge nicht ersetzt, kommt es zur Austrocknung des Körpers. Da man über eine Beschränkung der Flüssigkeitsmenge weder die Blutzuckerhöhe noch die davon abhängige Harnausscheidung beeinflussen kann, darf man das diabetische Kind ruhig trinken lassen.
Was aber soll das diabetische Kind trinken?
Erlaubt ist jedes zuckerfreie Getränk, z. B. Leitungswasser, Mineralwasser (das eisgekühlt und mit Zitronensaft gemischt ein ausgezeichnetes, durstlöschendes und vitaminreiches Getränk darstellt) usw. Mit Süßstoff gesüßte Getränke sind zwar erlaubt, gewöhnen das Kind aber wieder an den süßen Geschmack und sollten deshalb allenfalls stark verdünnt gegeben werden. Tomatensaft darf unbedenklich verabreicht werden.
Milch enthält zwar eine gewisse Menge Milchzucker, da dieser aber erst im Körper langsam in Traubenzucker umgewandelt werden muß, kann Milch in vernünftigen Mengen ohne weiteres getrunken werden. Apfel- oder Birnensaft kann in kleinen Mengen und etwas verdünnt (Mineralwasser oder Leitungswasser) gegeben werden.

Zusammenfassend kann man sagen:

Das diabetische Kind erhält eine altersmäßige, wohl ausgewogene Kost in einer Menge, die dem gesunden Appetit entspricht und ein normales Größen- und Gewichtswachstum ermöglicht.
Die Kost muß nicht abgewogen, dafür aber auf zahlreiche kleine Mahlzeiten gleichmäßig verteilt werden. Sie muß reich an langsam verdaulichen Kohlenhydraten und möglichst arm an Fett sein und soll darüberhinaus jeweils Eiweiß und Vitamine enthalten.
Getränke sind mengenmäßig nicht beschränkt, müssen aber – besonders auf nüchternen Magen – zuckerfrei sein.

Um Mißverständnissen vorzubeugen: Die beschriebene Kostform, die man vielleicht als Idealkost auch für den gesunden Menschen betrachten könnte und die deshalb auch dem nichtdiabetischen Teil der Familie dringend anempfohlen werden kann, gilt nur für den normalgewichtigen, insulinspritzenden Diabetiker, dessen Krankheit im Kindes- oder frühen Erwachsenenalter begann und bei dem die Behandlung in der täglichen Zufuhr der nötigen Insulinmenge besteht. Ein Zusammenhang zwischen der erforderlichen Nahrungsmenge und dem Insulinbedarf besteht dabei nicht (siehe S. 12 ff.). Für den übergewichtigen Diabetiker meist mit Krankheitsbeginn etwa nach dem 40. Lebensjahr (eine andere Diabetesart) bleiben selbstverständlich streng berechnete Kost und Körpertraining Grundlage und Voraussetzung jeder weiteren Behandlung.

Allgemeine Probleme

Körperpflege

Sehr wichtig ist die Abhärtung. Regelmäßige Körperbewegung in frischer Luft, kaltes Duschen, Schwimmen usw. sollten feste Bestandteile des Tagesablaufs sein; sie sorgen für körperliches und seelisches Gleichgewicht und sind ein gutes Training für die Zellen.

Da schlechte Zähne Infektionsherde darstellen, die den Stoffwechsel stören, müssen die Zähne mindestens alle sechs Monate vom Zahnarzt kontrolliert und regelmäßig morgens und abends mit Zahnpasta gebürstet werden. Rohe Äpfel, Karotten, hartes Brot kräftigen Zahnfleisch und Kieferknochen, das Lutschen von Süßigkeiten zerstört das Gebiß!

Der Haut ist besondere Aufmerksamkeit zu widmen, da Pilzerkrankungen zwischen den Zehen (bei Juckreiz und Hautschuppung Arzt aufsuchen!), Ausschläge zwischen den Beinen (vermutlich durch den zuckerhaltigen Harn verursacht) oder Sonnenbrand (Vorsicht am Strand und im Gebirge!) das Kind sehr belästigen und sich somit auf den Stoffwechsel auswirken können.

Rauchen schadet den Blutgefäßen und ist streng verboten; Alkohol belastet die Leber, ist für Kinder ohnehin nicht zu empfehlen und sollte auch von Erwachsenen nur in vernünftigen Grenzen genossen werden.

Impfungen

Das diabetische Kind ist gegen Krankheiten genau so anfällig wie ein gesundes Kind. Man soll es deshalb gegen alle hierzulande vorkommenden Krankheiten impfen, also gegen Tuberkulose, Diphtherie, Keuchhusten, Starrkrampf, Masern und Kinderlähmung. Die Impfung wird dabei in gleicher Weise und im selben Alter durchgeführt wie bei anderen Kindern.

Selbstverständlich wählt man für die Impfung einen Zeitpunkt, zu dem der Diabetes gut eingestellt ist. In den Tagen nach der Impfung wird der Urin besonders häufig kontrolliert und das Insulin besonders sorgfältig angepaßt.

Gleiches gilt für die Pocken-*Zweit*impfung, soweit eindeutige Narben von der Erstimpfung bestehen. Eine Pocken-*Erst*impfung jedoch sollte nur von einem erfahrenen Impfarzt durchgeführt werden und das Kind in den folgenden zwei Wochen in strenger Überwachung des behandelnden Diabetologen stehen.

Schule

Diabetische Kinder sind ebenso begabt wie nichtdiabetische Kinder, so daß für sie jeder Schultyp in Frage kommt. Da sie auf Grund ihrer Erkrankung oft ernster und pflichtbewußter sind als gesunde Kinder, liegen sie in den Leistungen nicht selten über dem Durchschnitt.

Bedenken gegen den Turnunterricht sind unbegründet und veraltet. Das diabetische Kind muß nur nach Beendigung des Turnens *sofort* ein Stück Brot, einen Apfel oder ähnliches essen.

Unterbringung in einem Schüler- oder Studentenheim ist aus den verschiedensten Gründen keine glückliche Lösung, aber manchmal nicht zu umgehen. Es muß dann aber eine vernünftige Ernährung und Betreuung durch einen Arzt oder eine diabeteserfahrene und zum Haus gehörende Krankenschwester gesichert sein. Hauptbedrohung sind ja Hypoglykämien und ihnen kann bei entsprechender Belehrung des Heimpersonals wirkungsvoll entgegengetreten werden.

Ausgesprochene Diabetikerschulen sind nicht zu empfehlen, weil Diabetiker ein normales Leben in normaler Umgebung führen sollen.

Wichtig ist, daß bei der Schuleinschreibung oder bei Schulwechsel die Lehrkräfte über die Erkrankung informiert werden, damit die Einnahme kleiner Mahlzeiten notfalls auch außerhalb der regulären Pausen sowie eventuell ein häufigeres Aufsuchen der Toilette gestattet wird. Auch über Maßnahmen bei Hypoglykämien (Hinlegen und Zucker geben, nicht heimschicken!) sollten Lehrer und Schulfreunde Bescheid wissen. Am besten ist es, wenn die Eltern das Merkblatt (S. 69) abschreiben und jedem Lehrer ein Exemplar bei Schulbeginn aushändigen.

Merkblatt für Lehrkräfte diabetischer Kinder

Unter Ihren Schülern befindet sich ein diabetisches Kind.

Dieses Kind ist im Prinzip genau so gesund wie alle anderen Kinder, kann alle schulischen Arbeiten (einchließlich Schulsport) mitmachen und ist wegen seines Diabetes weder gescheiter noch dümmer als andere. Wenn die Eltern in Zusammenarbeit mit einem Kinderdiabetologen die Behandlung richtig durchführen, sind im allgemeinen keine diabetesbedingten Schulversäumnisse zu befürchten.

Einige wichtige Punkte müssen Sie aber wissen:

1. Die Zuckerkrankheit des Kindes kommt dadurch zustande, daß die Bauchspeicheldrüse zu wenig oder gar kein Insulin produziert. Da der Mensch aber ohne Insulin nicht leben kann, muß einem diabetischen Kind täglich die nötige Insulinmenge gespritzt werden.
2. Es ist manchmal nicht einfach, dem Kind genau die richtige Insulinmenge zu spritzen, weil sich der Insulinbedarf von Tag zu Tag ändern kann. Wird nun die genau richtige Insulinmenge nicht verabreicht, können Erscheinungen auftreten, die Sie als Lehrer kennen müssen, um dem Kind nicht Unrecht zu tun bzw. um nicht einen vermeidbaren Schaden anzurichten:
   a) Erhielt das Kind zuwenig Insulin, sind starker Durst, große Harnmengen und allgemeine Müdigkeit die Folgen. Man darf in einer solchen Situation dem Kind nicht das häufigere Aufsuchen der Toilette und das Stillen des Durstes verwehren.
   b) Erhielt das Kind zuviel Insulin, kann der Blutzucker unter Umständen so stark absinken, daß die Gehirnzellen nur noch ungenügend ernährt werden. Das kann zu Heißhunger, Bläße, Schweißausbruch und Kopfschmerzen, mit zunehmender Gehirnstörung sogar zu Wesensveränderungen (Albernheit, Ungezogenheit, Benommenheit) oder gar zu Bewußtlosigkeit und Krämpfen führen.
   Solchen Erscheinungen kann man nur dadurch vorbeugen oder begegnen, daß das Kind sofort etwas Brot oder einige Stückchen Zucker zu essen bekommt bzw. in fortgeschritteneren Stadien eine hochprozentige Zuckerlösung eingeflößt erhält. Da die Kinder meist das Herrannahen solcher Zustände rechtzeitig fühlen, darf Ihnen dann die sofortige Einnahme von etwas Brot oder Zucker, auch während des Unterrichts, nicht verwehrt werden.
   Niemals in solchen Situationen das Kind (gar allein) heimschicken, sondern hinlegen lassen und — wenn der Zustand sich wenige Minuten nach dem Verzehr von Zucker nicht gebessert hat — schnellstens einen Arzt holen. Das Kind muß stets Zucker bei sich haben sowie den Diabetikerausweis, auf dem alles Nötige vermerkt ist.
3. Für den Turnunterricht ist folgendes zu beachten:
   a) Ein Kind, das häufig solche „Unterzuckerzustände" hat, sollte man von riskanten Übungen (Stangenklettern etc.) befreien.
   b) Beim Schwimmen ist das Kind gut zu beobachten, stets muß ein ausgebildeter Rettungsschwimmer bereitstehen.
   c) Der gefährlichste Moment hinsichtlich Unterzuckerzuständen ist nicht die körperliche Belastung selbst, sondern meist der Zeitraum sofort nach Beendigung der Turnstunde, des Schwimmens oder einer besonderen Belastung (Leistungssport). Deshalb zu diesem Zeitpunkt stets eine Kleinigkeit (eine halbe Semmel, einen Apfel) essen lassen.

Viele diabetische Kinder haben nie Unterzuckerzustände, andere haben sie häufiger. Da man das aber im Einzelfall nicht voraussagen kann, sollte jeder Lehrer Bescheid wissen und vielleicht sogar im Pult sicherheitshalber einige Zuckerstückchen bereithalten.

Sport

Es gibt zahlreiche Diabetiker, die Spitzensportler sind (z. B. Thalbert, amerikanischer Tennis-Champion und Inhaber des Davispokals). Natürlich kann nicht jeder Diabetiker eine Sportkanone werden. Aber regelmäßig Sport treiben sollte er trotzdem, denn Sport trainiert die Regulationsmechanismen, die gerade beim Diabetiker so wichtig sind, führt zur besseren Durchblutung des Körpers und zur Durchlüftung sonst nicht benützter Lungenbezirke, wirkt der Fettsucht entgegen, steigert das Selbstvertrauen der Kinder und wirkt sich mitunter erstaunlich günstig auf den Insulinbedarf aus. Mit Beginn der Ferien, der Zeit des Bergsteigens, Schwimmens, ausgedehnter Radtouren usw. geht der Insulinbedarf manchmal bis auf die Hälfte zurück, um nach Ferienende (oder bei Schlechtwetterperioden während der Ferien) wieder anzusteigen.

Auch Leistungssport ist erlaubt, soweit er in vernünftigen Grenzen getrieben wird. Folgende Punkte sollte man aber beim Sport beachten:

- Bei Untrainierten kann eine plötzliche Überanstrengung zur *Steigerung* des Insulinbedarfs führen. Also langsam mit dem Training beginnen
- An Tagen mit größerer körperlicher Anstrengung ist im allgemeinen eine *Senkung* der Insulindosis nötig (vor allem des „Tag-Insulins"). Vorsicht, bis man die jeweils nötige Senkung der Insulindosis „im Griff" hat
- Bei länger dauernder körperlicher Anstrengung in gewissen Abständen eine Kleinigkeit essen
- In den ersten Minuten *nach Beendigung* einer stärkeren körperlichen Anstrengung (Wettkampf, Schwimmen, Gipfelaufstieg) besteht eine erhöhte Hypoglykämiegefahr. *Sofort* nach der Tennisrunde, am Gipfel usw. eine Kleinigkeit essen (z. B. ein Stück Brot, einen Apfel)
- Nie allein schwimmen, nicht zu lang schwimmen
- Vor Klettern, Segelfliegen und ähnlichen Sportarten muß gewarnt werden, vor allem bei Menschen, die schon einmal eine Hypoglykämie hatten.

Ferienlager

Soweit Ferienlager von einem diabeteserfahrenen Arzt geleitet werden und eine ausreichende Anzahl geschulter Erzieher, ärztliches Hilfspersonal und sonstige Hilfskräfte vorhanden sind, bedeuten sie einen außerordentlich wichtigen Faktor in der Betreuung diabetischer Kinder:

- Sie ermöglichen Kindern, die wegen ihres Diabetes und der damit verbundenen täglichen Untersuchungen und Spritzen auf andere Weise nie aus ihrer Familie herauskommen, einen Ferienaufenthalt im Kreise anderer gleichaltriger Spielgefährten
- Das *zeitweise* Zusammensein mit anderen diabetischen Kindern und das Erlebnis, daß Zuckerkranke zu einem völlig normalen Leben und zu sportlichen Leistungen fähig sind, stellt einen wichtigen erzieherischen Faktor und eine Ermunterung für die Kinder dar
- Während dieses Urlaubs erlernen die Kinder systematisch ein bestimmtes Grundwissen über ihre Erkrankung, die Regeln der täglichen Insulinanpassung und die Technik des Spritzens
- Die mehrwöchige laufende ärztliche Kontrolle unter normalen Lebensbedingungen, die auf andere Weise nie möglich wird, stellt eine einmalige Chance für eine gute Einstellung des Diabetes dar und gewährleistet die Ermittlung des günstigsten Insulins
- Für die Eltern besteht einmal die Möglichkeit zu einem sorglosen und nicht ganz auf das Kind eingestellten Urlaub.

Berufswahl

Im allgemeinen kann der Diabetiker jeden Beruf ergreifen und ausüben. Lediglich folgende Einschränkungen sind zu machen.

Absolut unzweckmäßige Berufe:
Alle Berufe, die im Falle einer plötzlichen Hypoglykämie eine Gefahr für den Diabetiker oder seine Umgebung bedeuten, z. B. Chauffeur, Zug- oder Flugzeugführer, Schrankenwärter, Bergführer, Dachdecker, Kaminkehrer, Hochofenarbeiter usw.

Ungünstige Berufe:
Abzuraten ist von Tätigkeiten mit sehr unregelmäßiger Lebensweise (ständiger Wechsel von Tag- und Nachtschicht) oder mit erhöhter

Ansteckungsgefahr. Wegen der Möglichkeit späterer Augenschädigungen gehören hierher auch Berufe, die eine besonders gute Sehleistung zur Voraussetzung haben (Uhrmacher, Arbeiten am Mikroskop usw.).

Heirat

Will ein Diabetiker heiraten, so sollte er sich darüber ausführlich mit einem diabeteserfahrenen Arzt beraten. Denn auch der Insulinmangeldiabetes scheint in vielen Fällen auf einer Erbanlage zu beruhen und man sollte natürlich nach Möglichkeit vermeiden, daß der Ehe dann wiederum diabetische Kinder entstammen.

Deshalb ist es eine erste Regel, daß in der Familie des anderen Ehepartners nicht auch ein Diabetes, zumindest kein Insulinmangeldiabetes, bekannt sein darf. Andernfalls würde die Wahrscheinlichkeit diabetischer Kinder stark ansteigen. Dies sollte dem diabetischen Jugendlichen schon sehr früh gesagt werden!

Eine weitere Regel ist, daß diabetische Mädchen möglichst *früh* heiraten und möglichst früh ihre Kinder (nicht mehr als ein oder zwei) bekommen sollten, da nach einer längeren Diabetesdauer Schwangerschaft und Geburt eine größere Gefährdung für Mutter und Kind darstellen.

Schließlich sind engere Bekanntschaften zwischen diabetischen Jugendlichen, die einer späteren Ehe Vorschub leisten, nach Möglichkeit zu vermeiden. Keine gemischten Ferienlager! Keine gemischten Diabetikerinternate! Keine Diabetiker-Jugendclubs! Das diabetische Kind gehört im Alltag unter Nichtdiabetiker!

Spätkomplikationen

Je nach Qualität der Behandlung kann es nach vielen Jahren zu Veränderungen an den kleinsten Blutgefäßen, vor allem im Auge und in den Nieren, kommen. Da eine Behandlung dieser „Spätschäden" oder „Spätkomplikationen" nur in geringem Umfange möglich ist, muß größter Wert auf das „Vorbeugen" gelegt werden.

Wirksamstes Vorbeugungsmittel ist eine sorgfältige Anpassung der Insulindosis, das Vermeiden von Hypoglykämien und vor allem auch von Azeton (Azeton führt zu einem rascheren Altern der Gewebe und „schneidet Tag für Tag vom Leben ab").

Wichtig ist aber auch eine zweckmäßige Ernährungsweise, die für eine *gleichmäßige* Zuckerzufuhr aus dem Darm in die Blutbahn sorgt und nicht zu hohen Blutzuckeranstiegen nach den Mahlzeiten führt.
Weiterhin wird die Zell-Alterung durch eine gesunde Lebensweise hinausgezögert. Körperliches Training, Regelmäßigkeit des Tagesablaufes, der Verzicht auf Nikotin und größeren Alkoholkonsum sind wichtige Grundsätze.
Schließlich können durch das Vermeiden oder Abkürzen anderweitiger Erkrankungen mittels Impfungen bzw. einer raschen und zweckmäßigen Behandlung zusätzliche Belastungen des Körpers um einen guten Teil verringert werden.
Fortschritte in den Behandlungsmöglichkeiten (bessere Insuline, bessere Kenntnis der zweckmäßigsten Ernährung usw.) berechtigen zu der Hoffnung, daß die beim Diabetiker etwas rascher ablaufende Zellalterung mit ihren Folgen vor allem auf die Blutgefäße immer mehr verlangsamt werden kann.

Schlußwort

Dieses Büchlein enthält all das, was Eltern eines diabetischen Kindes – und mit zunehmendem Alter das Kind selbst – unbedingt wissen müssen. Keinesfalls kann es aber die regelmäßige Beratung durch einen diabeteserfahrenen Arzt ersetzen. Jeder Diabetes hat sein eigenes Gesicht und seine Besonderheiten, manche Einzelheiten der Behandlung können nur durch persönliche Erklärungen den Eltern begreiflich gemacht werden, und immer wieder gibt es Ausnahmen und Sonderfälle, die ein Abweichen von den hier beschriebenen Regeln notwendig machen. Bei fehlender ärztlicher Kontrolle kann viel Unheil angerichtet werden!

Es soll nicht verheimlicht werden, daß die Behandlung eines jugendlichen Diabetikers schwierig ist, große Anforderungen an die Auffassungsgabe und das Verständnis der Eltern stellt und eine sinnvolle und konsequente Anwendung der in diesem Büchlein beschriebenen Grundregeln erfordert.

Diese Anstrengungen lohnen sich aber, denn von ihnen hängt nicht nur das augenblickliche Wohlbefinden, sondern die ganze Zukunft des Kindes ab. Nur eine exakte Diabeteseinstellung ermöglicht dem jungen Diabetiker ein normales Leben und erlaubt ihm, genau so fröhlich und „gesund" zu sein wie andere Kinder auch.

Sachverzeichnis

Die vorliegende allgemeinverständliche Schrift stützt sich vor allem auf folgende Fachliteratur:

Bulletin de l'aide aux jeunes diabetiques 8: 108 (1963)
Gellis S. S., Kagan B. M.: Current Pediatric Therapie, Philadelphia und London 1964
Holt L. E., Mc Intosh R., Barnet H. L.: Pediatrics, New York 1962
Lestradet H.: Le diabète de l'enfant et de l'adolescent, Paris 1968
Lestradet H., Schaetz A.: Der Diabetes mellitus, München 1966